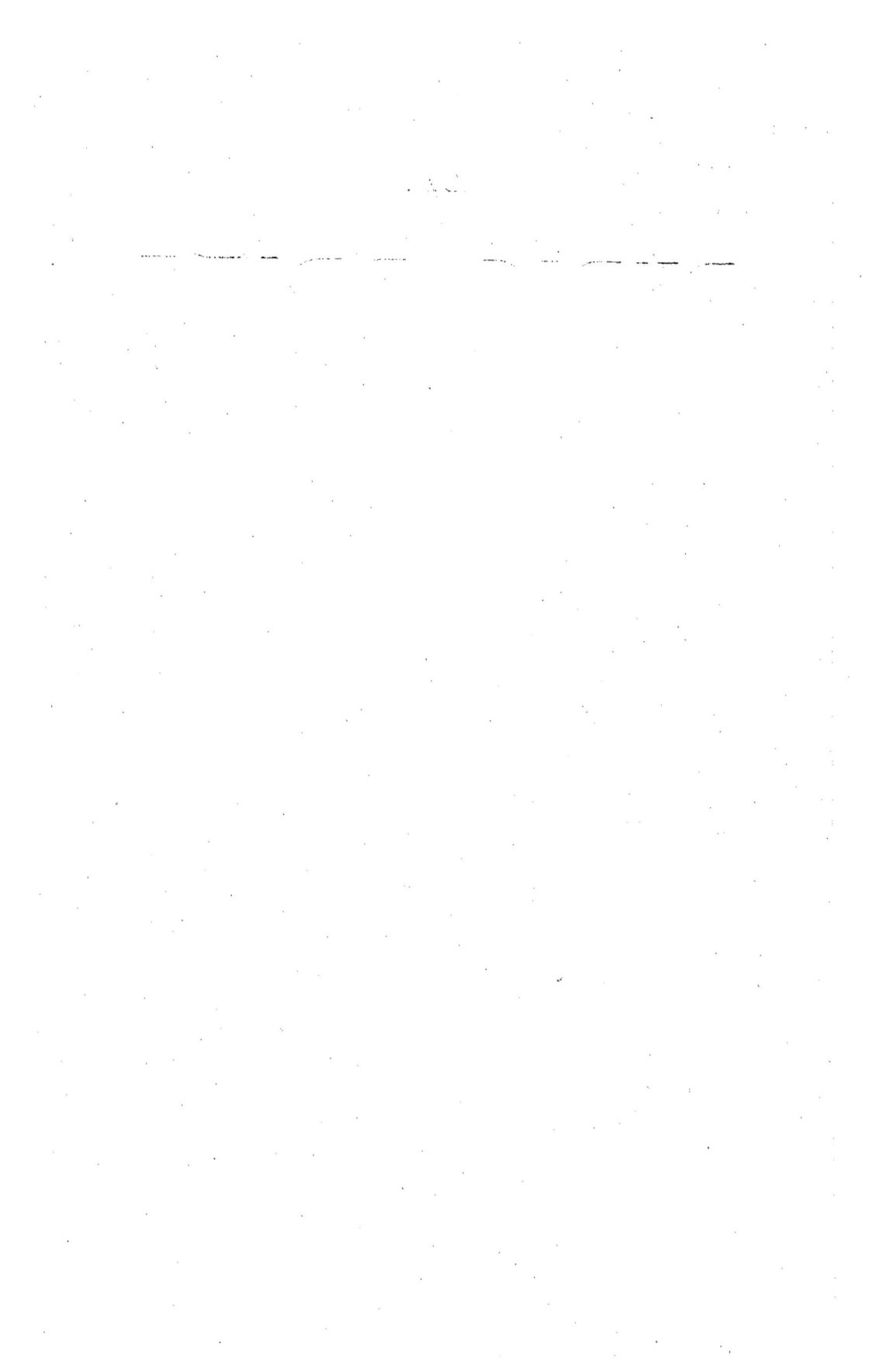

LA
PÉRICARDITE
POSTÉRIEURE

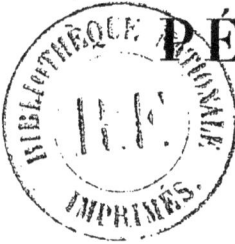

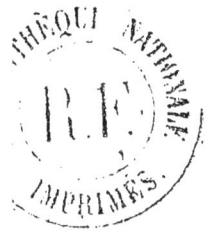

LA
RICARDITE
POSTÉRIEURE

PAR

Le Dʀ E. CASSAËT

PROFESSEUR DE PATHOLOGIE ET DE THÉRAPEUTIQUE GÉNÉRALES
A LA FACULTÉ DE MÉDECINE DE BORDEAUX

PARIS

MASSON & Cⁱᴱ, ÉDITEURS

LIBRAIRES DE L'ACADÉMIE DE MÉDECINE

120, BOULEVARD SAINT-GERMAIN (6ᵉ)

—

1914

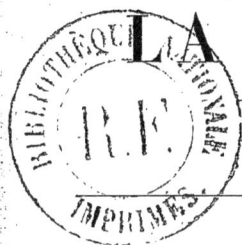

LA PÉRICARDITE POSTÉRIEURE

CHAPITRE PREMIER

DU DIAGNOSTIC DE LA PÉRICARDITE POSTÉRIEURE

« J'ai vu quelquefois deviner des péricardites, j'en ai deviné moi-même, mais je n'en ai jamais vu diagnostiquer », a écrit Laënnec. Parole pessimiste s'il en fut, et bien faite pour amener le découragement en face de cette affection si grave, si les recherches complétant celles de l'illustre auteur de l'*Auscultation médiate* n'avaient apporté un peu de clarté dans cette confusion et fixé quelques signes d'indiscutable valeur.

I. — DIFFICULTÉS DE LA RECONNAISSANCE DES PÉRICARDITES

Cependant là difficulté persiste encore. Je n'en veux pour preuve que les affirmations fréquentes de péricardites inexis-

CASSAËT.   I

tantes et la méconnaissance d'un grand nombre d'autres, qui ne sont que trop réelles, alors qu'il semble que tout ce qui gêne sensiblement le fonctionnement d'un organe aussi important que le cœur devrait se manifester d'éclatante façon.

Ces erreurs, de sens opposé, tiennent à ce que quelques signes de péricardite avec épanchement, considérés comme de toute sûreté, et, par exemple, l'encoche de Sibson, ne méritent pas une confiance aussi aveugle. Elles tiennent en outre à cet autre fait, paradoxal en apparence, que le cœur peut tolérer parfois une gêne considérable sans en paraître trop souffrir, en raison de son accoutumance aux pressions extérieures, progressivement et lentement augmentées.

Mais, s'il est vrai de dire que la péricardite *séreuse* et isolée peut si souvent passer inaperçue, combien cette affirmation est-elle plus vraie encore pour la péricardite *purulente*. Prenons à cet égard la thèse de Maucuer[1], où cet auteur relate 33 observations de péricardite purulente et voyons combien ont été méconnues. En les parcourant attentivement on en trouve 19, soit 57 pour 100, alors cependant que le liquide était libre dans la plupart d'entre elles et prenait largement contact avec la paroi thoracique. S'il en est, parmi elles, quelques-unes où le diagnostic eût été de pur hasard, en raison du peu de liquide sécrété, il en est d'autres toutefois où il s'élève progressivement jusqu'à 1850 grammes, comme dans son observation XXI, de Daguéret et Mortagne, et qui fut cependant méconnue d'un clinicien aussi avisé qu'était Rigal.

Ce ne sont pas d'illusoires difficultés que l'on rencontre

1. Louis Maucuer, De la Péricardite purulente. *Thèse de Lyon*, 1897, n° 84.

et les problèmes, posés ainsi aux plus sagaces séméiologistes, peuvent rester sans solution. C'est l'opinion que résume Maucuer dans ses conclusions quand il dit : « Le diagnostic de la péricardite est généralement difficile, quelquefois impossible, particulièrement dans les formes sur lesquelles nous avons appelé l'attention et où l'épanchement reste limité à la *partie postérieure* du cœur. La forme secondaire est souvent ignorée. »

C'est qu'alors la péricardite, pour importante qu'on la suppose, n'est pas tout ordinairemeut. Née d'une infection profonde et frappant tout l'organisme, elle n'est que partie prenante au milieu des localisations diverses et se trouve souvent cachée par d'autres, plus bruyantes encore qu'elle-même. Que peut-elle contre une méningite de forme convulsive ou comateuse? contre une péritonite généralisée? contre une pneumonie double et infectieuse? contre une septicémie puerpérale? contre une pyosepticémie médicale à allure pyohémique? et ce sont là cependant la plupart des infections qui l'entraînent après elles et n'en font ainsi qu'un épiphénomène dans tout ce cataclysme.

Or, la difficulté peut encore augmenter. Écoutons A. Massip [1], élève de Lyonnet : « Les péricardites *enkystées à épanchement rétro-cardiaque,* en raison de leur localisation, sont à peu près inaccessibles aux plus sûrs moyens d'investigation, sans que des symptômes précis et pathognomoniques y puissent remédier ; aussi bien leur diagnostic est-il presque impossible et ce n'est guère qu'aux autopsies que l'on découvre,

---

1. A Massip, Les péricardites enkystées à épanchement rétro-cardiaque (*Thèse de Lyon,* 1899-1900, n° 287).

dans le péricarde postérieur, une collection parfois énorme, passée complètement inaperçue pendant la vie et cause réelle de la mort ; peut-être alors aurait été salutaire une intervention appropriée, débarrassant le péricarde d'une pareille entrave, et lui rendant son activité et sa liberté entière. » Telle est l'impression que donne à cet auteur la dissection de 15 observations de *péricardite postérieure*.

Cette impossibilité du diagnostic, dans l'état actuel des choses, résulte en effet de la statistique de Massip. En laissant de côté les observations qui font double emploi avec celles de la thèse de Maucuer, on voit que sur 10 péricardites postérieures 8 ont été méconnues, soit 80 pour 100, les deux autres ayant été surtout postérieures, il est vrai, par le fait d'adhérences limitées des deux feuillets péricardiques antérieurs, mais non suffisamment localisées en arrière pour n'avoir pas eu une symptomatologie antérieure assez nette. En ajoutant à ces 10 cas de Massip les 9 de la thèse de M. Macuer, dont 8 ont été méconnues, l'observation de A. Moussous, citée plus loin, celle de A. Foureur [1], on arrive à un total de 21 cas avec 18 erreurs de diagnostic, soit 86 pour 100 d'erreurs. Ce pourcentage en dit évidemment plus que toutes les autres considérations sur les impossibilités que soulève parfois le problème.

C'est pour cela, et en raison de l'extrême gravité de cette affection, quand elle n'est pas traitée comme il convient, qu'il m'a paru bon d'en reprendre l'étude symptomatique, pour indiquer au clinicien quelques règles nouvelles à suivre,

---

1. A. Foureur, Un cas de péricardite purulente primitive avec examen bactériologique (*Revue de Médecine*, 1888, page 541).

capables le plus souvent et peut-être toujours, sauf dans les
épanchements de quelques grammes qui sont inexistants au
point de vue clinique et partant négligeables, de le conduire
à la vérité.

II. — CAUSES DES ERREURS DE DIAGNOSTIC

Voyons d'abord ce qu'est une péricardite postérieure et
dans quelles conditions elle se produit.

1° SIÈGE ET VARIÉTÉ DE CETTE PÉRICARDITE.

De même qu'on appelle diaphragmatique, médiastine,
enkystée, interlobaire, la pleurésie qui a pour siège exclusif
l'espace compris entre le dôme du diaphragme et la base du
poumon, — ou celui qui sépare le médiastin du poumon, —
ou celui qui est artificiellement créé par des fausses membranes, — ou enfin celui qui se trouve compris entre deux
lobes du poumon, la péricardite, dite postérieure, n'occupe
que ce qu'il est convenu d'appeler le *lit du cœur.*

Qu'elle soit étendue à la totalité de ce moule en creux, ou
limitée à l'une de ses parties, soit supérieure ou *rétro-vasculaire,* soit inférieure ou *sous-apexienne,* soit même *postéro-
latérale,* cela n'importe que pour constituer sa variété et,
partant, pour sa symptomatologie.

Dans tous ces cas et quelle que soit la raison de cette localisation, la péricardite postérieure est toujours, et nécessairement, séparée du plan antérieur du thorax par la masse

cardiaque, fixée elle-même souvent sur le parenchyme pulmonaire voisin.

Or, cette vérité anatomique, primordiale en l'espèce, a
toujours été méconnue dans la recherche des signes de cette
affection, puisque ce n'est que sur le *plan antérieur* de la poitrine que les auteurs veulent faire se projeter l'épanchement
rétro-cardiaque, au lieu de l'aller chercher sur le plan postérieur, ou plutôt *postéro-latéral* du thorax, comme l'exige la
logique, si l'on tient compte de l'obliquité postéro-antérieure
de l'axe du cœur.

La symptomatologie antérieure n'est cependant pas absolument muette. La péricardite postérieure peut se signaler,
elle aussi, sur le plan antérieur ; mais il n'en est ainsi que
lorsque cette péricardite n'est qu'à *prédominance postérieure,*
par suite de l'inefficacité partielle de la symphyse antérieure
du cœur ; — ou lorsque, par suite de son extrême volume,
elle déborde le cœur par ses côtés, ou par la pointe. Quand
il n'existe qu'un simple agglutinement des deux feuillets antérieurs du péricarde, l'épanchement peut en effet dissocier
de plus en plus ces deux feuillets et tendre à devenir antérieur.

Bien plus souvent au contraire, le cœur a été fixé anormalement par une atteinte antérieure de péricardite plastique,
parfois incomplète, et il bouleverse ainsi quelquefois le
schéma théorique des signes de la péricardite postérieure.
C'est là que s'exerce avec fruit la sagacité du clinicien, quand
il doit faire la part des modifications que les circonstances
ont imprimées au type de la maladie et qui relèvent plus des
allures imposées aux organes voisins par l'épanchement
rétro-cardiaque que de ce dernier même.

2° Gêne subie par les organes voisins du fait de la péricardite.

Au nombre des causes d'erreur de diagnostic il faut compter la déviation fonctionnelle des organes voisins, que provoque un épanchement volumineux du péricarde. C'est le cœur comprimé et déplacé. C'est le poumon irrité par le contact, refoulé brutalement. C'est la plèvre qui prend part à son tour au processus d'infection. Ce sont les vaisseaux pulmonaires que l'épanchement diminue. Ce sont encore les nerfs de la région, les vaisseaux médiastinaux, les ganglions du pédicule pulmonaire et ceux qui entourent la trachée. Ce sont aussi les bronches. C'est surtout l'œsophage, dont la gêne a donné le nom à l'une des formes de la maladie.

Si l'on abandonne la région thoracique pour l'abdomen supérieur, on voit que le diaphragme, l'estomac et le côlon en sont aussi impressionnés.

3° Extension au péricarde des lésions du voisinage.

Nous venons d'énumérer les organes avoisinant le cœur qui sont souvent frappés de la même affection qui avait altéré le péricarde. Par une sorte de choc en retour, le péricarde peut à son tour supporter le contre-coup d'une infection portant sur ces mêmes organes. C'est ainsi que la pneumonie, la pleurésie, les médiastinites, le cancer de l'œsophage, l'ulcère de l'estomac, la pyopneumothorax subphrenicus, dans sa variété gauche surtout, pourront l'occasionner au titre de complication, et souvent la voiler aux yeux du médecin.

4° Préexistence des infections générales.

Nous devrons nous souvenir aussi que les péricardites postérieures peuvent être des *fixations* d'infections, au même titre que les abcès pyohémiques, et relever de la furonculose, de l'érysipèle et de toutes les septicémies ; mais leur rôle est alors tellement effacé qu'elles ne constituent souvent que des trouvailles d'autopsie.

CHAPITRE II

CIRCONSTANCES PATHOLOGIQUES, GÉNÉRALES OU LOCALES, FAVORISANT LE DÉVELOPPEMENT DE LA PÉRICARDITE POSTÉRIEURE.

Le tableau indicatif des principales causes de péricardite postérieure devra donc comprendre deux grandes classes de maladies que l'on pourrait hiérarchiser de la manière suivante :

I. — *Maladies dans lesquelles la péricardite postérieure doit être recherchée, parce qu'elle y est fréquente et n'y constitue qu'un épiphénomène ;*

II. — *Maladies du voisinage, dans lesquelles la péricardite postérieure peut se développer au titre de complication ;*

Nous allons maintenant les étudier avec quelques détails en attendant d'examiner ce qui revient à la péricardite primitive.

I. — MALADIES OÙ LA PÉRICARDITE N'EST QU'UN ÉPIPHÉNOMÈNE

Quand cette localisation nouvelle de l'infection n'entraîne

aucun changement dans l'état des malades, on peut la passer sans inconvénient sous silence ; mais il n'en est pas toujours ainsi, car elle peut devenir prédominante et appeler toute la vigilance du médecin. On la trouve surtout dans les affections qui vont suivre, encore que ce ne soient pas les seules à pouvoir la provoquer, et elle prend dans chacune un caractère particulier.

1° RHUMATISME POLYARTICULAIRE AIGU.

Lorsque la poussée rhumatismale s'arrête subitement dans les endroits primitivement frappés, le malade peut être exposé à une métastase quelconque, cérébrale ou cardiaque ; cette métastase n'est du reste aucunement indispensable et l'évolution peut se faire simultanément dans les jointures et le péricarde au cours de l'attaque ou même au moment de l'acmé. Point n'est besoin de rappeler ici la fréquence de cette localisation et tout le monde sait que Bouillaud estimait que le cœur était frappé dans 50 pour 100 des cas. Dans 75 pour 100, ont même dit quelques auteurs ; mais l'appréciation actuelle, due aussi bien à la séparation des pseudo-rhumatismes infectieux, qu'au traitement spécifique habituellement employé, a fait tomber ce chiffre à 20 pour 100. C'est l'opinion de Maurice Raynaud, de Bernheim, de Duchek, de Wunderlich, de Germain Sée notamment.

C'est le rhumatisme polyarticulaire aigu qui l'occasionne habituellement et, après lui, le rhumatisme subaigu ; après lui encore, le rhumatisme chronique, pendant les poussées subaiguës qui le traversent parfois.

Dans tous ces cas, l'épanchement est séreux, trois cas de rhumatisme polyarticulaire purulent ayant été seulement signalés ; ceux de Andral ; de Guttmann, cité par Rubino, où l'on trouva du staphylocoque ; de Bozzolo, cité aussi par Rubino, où l'on trouve encore du staphylocoque. Toutes réserves doivent cependant être faites sur la véritable nature de ces arthrites, qui n'ont peut-être été que des fixations d'infection secondaire sur des articulations déjà enflammées, comme on le voit souvent dans les localisations du rhumatisme chronique. La banalité de l'agent de suppuration qui a été rencontré confirme évidemment cette manière de voir.

Quant au pourcentage proportionnel de la péricardite postérieure vis-à-vis soit de la pancardite, soit de la péricardite totale, il n'a point été tenté encore à ma connaissance. Les documents manquent du reste pour l'entreprendre, parce que l'entrée dans la nosographie de la péricardite postérieure est de date récente et que le rhumatisme péricardique est rarement mortel. Néanmoins, il me paraît incontestable que c'est à ses atteintes antérieures, sur la face sternale du cœur, et aux symphyses totales ou partielles qui s'en sont suivies, qu'est due la prédominance postérieure de l'infection suppurative que l'on observe ultérieurement, le lit du cœur étant seul libre de toute adhérence au moment de cette infection. Cette localisation un peu spéciale est peut-être beaucoup moins rare que l'on ne pourrait croire et je ne serais pas éloigné de penser que toutes les péricardites, ou à peu près, commencent par la face postérieure du cœur et tendent à s'y localiser quand l'inflammation est plastique, comme dans certaines formes de tuberculose et surtout dans les infections pneumococciques primitives où secondaires.

2° RHUMATISME BLENNORRHAGIQUE.

Le rhumatisme de Ricord, dont l'action a été si controversée, semble pouvoir frapper aussi cette séreuse, soit qu'il se contente de réveiller des foyers inflammatoires mal éteints, soit qu'il y porte son action spécifique, comme Vincent et Griffon ont démontré qu'il le pouvait faire, en retrouvant le gonocoque dans le liquide sécrété. Il est certain toutefois que cette infection touche rarement le péricarde.

3° FIÈVRES ÉRUPTIVES.

Les fièvres éruptives agissent aussi inégalement sur cette séreuse.

a) Scarlatine. — La plus virulente est la *scarlatine,* non pas dans la forme habituelle de la maladie, qui provoque plutôt des péricardites sèches, ou séreuses, ou séro-fibrineuses ; mais celle qui débute par un abcès amygdalien et s'accompagne bientôt d'adénopathies médiastinales suppurées. Le liquide louchit aussitôt dans la séreuse, mais la gravité de l'infection est telle immédiatement que la péricardite passe presque toujours inaperçue.

b) Variole. — Dans la *variole* la péricardite est du début de la maladie et contemporaine de l'éruption, et contient alors un liquide séro-sanguinolent, surtout si la forme de la maladie était hémorragique ; ou bien elle est de la période terminale et fournit un liquide purulent, comme est purulent celui des arthrites et des pleurésies à cette période. C'est affaire d'infection seconde, car dans 89 cas de variole, que j'ai eu l'occasion d'observer, aucune de ces manifestations abcédantes ne s'est produite.

c) Rougeole. — Dans la *rougeole,* la péricardite a été aussi signalée par Rillet et Barthez, Gintrac, Duffour, Brouardel et en dernier lieu par Letulle[1] qui, chez une enfant en convalescence d'une rougeole qui avait produit des complications bronchiques peu importantes, trouva à l'autopsie une péricardite suppurée latente « surtout collectée à la partie profonde du péricarde, en sorte que le cœur paraissait comme soulevé en avant du liquide péricardique ». C'était donc une péricardite postérieure méconnue.

d) Varicelle. — Dans la *varicelle,* c'est une localisation rare de l'infection.

4° Coqueluche.

Même rareté est notée pour la *coqueluche.* Cependant A. Moussous[2] a publié une belle observation de péricardite

---

1. Letulle, Recherches sur les péricardites latentes. *Gazette médicale,* Paris, 1899, page 304.
2. A. Moussous, Péricardite suppurée postérieure (*Journal de médecine de Bordeaux,* 1904, XXXIV, 753).

suppurée postérieure chez un coquelucheux infecté depuis deux mois et atteint aussi peut-être d'une complication pneumonique deux mois avant sa mort. Voici cette observation :

OBSERVATION I.

Péricardite suppurée postérieure (A. Moussous. *Journal de Médecine de Bordeaux*, 1904, XXXIV, 753 — en suite d'une communication à la Société d'Obstétrique, de Gynécologie et de Pédiatrie de Bordeaux, en date du 23 février 1904).

M. Moussous. — Je crois intéressant et profitable de faire part à la Société du résultat d'une autopsie récente, et qui a confirmé une erreur de diagnostic qu'il m'était, je crois pouvoir le dire, impossible de ne pas commettre.

Il s'agit d'un enfant de six ans, chez qui je trouvai le péricarde rempli par un bon litre de pus verdâtre, bien lié, dans lequel l'examen microscopique révéla du pneumocoque pur.

Cet enfant avait eu une coqueluche ; puis, vers le deuxième mois, probablement une pneumonie qui dura une semaine et dont il se remit plutôt mal.

Deux mois après seulement il nous fut conduit dans un état véritablement alarmant : dyspnée intense, bouffissure de tout le corps, surtout accentuée au niveau de la face ; ascite, léger hydrothorax à droite, râles de bronchite dans les deux poumons ; pas de fièvre, légère hypothermie même, urines peu abondantes et très riches en albumine. Je conclus : néphrite.

Mais bientôt je constatai de la fièvre : 38° le soir ; puis, sous l'influence du repos, du lait, la diurèse se rétablit et l'albumine disparut.

Je fus un peu ébranlé dans mon diagnostic de néphrite, et je revisais avec soin l'état du cœur qui, le premier jour d'ailleurs, avait retenu mon attention. J'avais constaté que les bruits étaient bien frappés, que le pouls était normal ; j'avais songé à de la péricardite, mais pour la rejeter ; tout au plus pensais-je qu'il y avait un peu d'hydropéricarde coïncidant avec l'anasarque dont j'ai parlé.

Je retrouvai les mêmes caractères du pouls et du choc de la pointe, mais je fus frappé par l'augmentation de la matité précordiale : le foie lui aussi augmentait de volume ; il dépassait le rebord costal et devenait de jour en jour plus douloureux ; je me rattachai à l'idée d'une symphyse cardiaque tenant sous sa dépendance un foie cardiaque.

Entre temps, la dyspnée reprenait ; les deux bases cependant se libéraient ; mais, en dépit de toute thérapeutique, l'état général s'aggrava rapidement, et la mort survint un mois après l'entrée dans le service, sans que je susse très nettement en face de quelle lésion je me trouvais.

Les résultats de l'autopsie me donnèrent la clef de mon erreur : les faces postérieure et latérale du péricarde participaient seules à la formation de cette grosse cavité. Les faces antérieures du cœur et du péricarde étaient soudées. Il n'y avait donc pas de changement dans la projection de l'organe ; sa zone de matité n'en était qu'accrue ; de même que pulsations et bruits ne pouvaient être transmis à la main et à l'oreille qu'avec plus de netteté et de force. Enfin, le développement en arrière et en bas avait amené la descente du foie, qui fut trouvé d'ailleurs normal.

Je concluerai que :

La localisation de l'œdème à la face et aux parties supérieures du tronc, ou sa prédominance sur ces points, dans les cas où il est généralisé, est un signe important de péricardite suppurée.

Possède la même valeur, l'absence de pouls veineux, de pouls hépatique.

Enfin, si nous avons pu constater ici des signes d'hydrothorax, surtout à droite, je n'ai pas constaté ces pseudo-pleurésies de la base gauche décrites par Pins, qui donnent comme un bon signe la disparition de la matité et le retour du murmure vésiculaire dans la position dite à quatre pattes.

De plus, et pour finir, cette péricardite purulente à pneumocoques a évolué au moins deux mois après une pneumonie, et sans créer d'état fébrile.

Tous ces faits sont dignes d'intérêt, surtout qu'ils sont encore inexactement connus.

5° L'ÉRYSIPÈLE.

L'érysipèle peut l'occasionner, ainsi que Jaccoud l'a

démontré ; mais Denucé a prouvé que, à l'encontre de ce que l'on aurait pu supposer, l'épanchement est presque toujours séreux en ce cas.

6° ABCÈS DE LA GLOTTE ET ANGINES DIVERSES.

Dickson[1] a relaté un cas de péricardite purulente consécutive à un gros abcès de la glotte, suivi « d'effusion pleurale et d'œdème de la face et de la poitrine ». — G. Rioblanc et F. Benoît en ont observé un second chez un malade atteint peu de temps auparavant d'une angine[2] pultacée à streptocoques et staphylocoques, d'allure extrêmement bénigne. Elle occasionna cependant la mort par la suite.

7° PUERPÉRISME.

Dans sa forme pyohémique le péricarde peut suppurer comme les autres séreuses, témoin cette observation de Lemoine[3] où une femme, trois jours après son neuvième accouchement, fut prise de frissons et, aussitôt après, de pseudo-rhumatisme infectieux poly-articulaire, avec endocardite et congestion pulmonaire. Celle-ci fut prise pour la complication la plus grave, alors qu'elle était elle-même le

1. Dickson, Péricardite purulente. Son origine, ses symptômes, son traitement (*Société clinique de Londres*, 28 novembre 1888).
2. Cette observation est la XIIe de la thèse de A. Massip. Voir aussi F. Benoit, Contribution à l'étude du tétragène. *Gazette hebdomadaire*, 9 janvier 1898.
3. Lemoine, Compression du poumon dans la péricardite avec épanchement (*Médecine moderne*, 16 juin 1892).

résultat de la présence d'une collection purulente *rétro-cardiaque* de plus d'un litre, qui resta sans diagnostic. Il existait une symphyse antérieure du péricarde à peu près totale et souvent très résistante.

8° Grippe.

Par suite de la fréquence des infections secondaires, soit à staphylocoques, soit à streptocoques, dans la *grippe*, on peut, suivant les épidémies, observer plus ou moins de purulence des séreuses. Le péricarde peut alors devenir le siège d'une collection très étendue. On pourrait en citer comme exemple le malade de Delorme et Mignon[1] qui, après une grippe, fit une pleurésie purulente gauche de 500 grammes et une péricardite postérieure de plus de 500 grammes. — J'ai eu moi-même l'occasion d'en voir un certain nombre de cas dans l'épidémie de grippe de 1890-91 et d'en relater[2] un, fort intéressant, où la péricardite suppurée, totale cette fois, coexistait avec une endocardite ulcéro-végétante de l'artère pulmonaire.

9° Furonculose.

La *furonculose* revêt parfois une allure clinique tout à fait

---

1. Delorme et Mignon, *Revue de chirurgie*, 1895. Voir aussi *thèse de Vignalou*, Paris, 1890.

2. E. Cassaët, Pyo-septicémie médicale pneumococcique avec endocardite ulcéro-végétante de l'artère pulmonaire (*Société de médecine et chirurgie de Bordeaux*, 18 mars 1904).

spéciale et même quelque peu extraordinaire. A la suite d'un
furoncle anthracoïde à la nuque, peu développé et soigneusement incisé au thermo-cautère, j'ai vu se produire une série
d'abcès métastatiques caractérisés à la fois et par leur volume
et par l'extrême rapidité de leur évolution. Il n'y a pas de
doute, malgré que je ne l'aie pas observé chez ma malade,
qui fit, dans une première poussée, 18 de ces abcès, et 15,
dans une autre, que ces abcès *soudains*, comme on les appe-
lait autrefois, ne soient capables d'infecter aussi bien les
séreuses que le tissu cellulaire. Du reste le staphylocoque
que l'on peut trouver dans le puerpérisme et dans la grippe
se voit aussi dans l'ostéomyélite.

10° L'OSTÉOMYÉLITE.

L'*ostéomyélite*, même ouverte largement et poursuivie de
foyers en foyers, peut donner naissance à des péricardites
suppurées. On en trouve trois exemples indiscutables dans les
observations XVI, XVII *bis* et XIX de la thèse de Maucuer.
Ces trois péricardites furent suivies de mort, malgré l'incision
large du péricarde faite dans les deux derniers cas, le premier malade n'ayant pas été opéré par suite de la méconnaissance du foyer péricardique, d'ailleurs peu important,
puisqu'il ne contenait que 30 grammes de pus. Du reste,
quand la péricardite se produit dans ces conditions, elle
n'est, comme je l'ai déjà dit en tête de ce chapitre, que partie prenante d'une infection généralisée septicémique, presque toujours au-dessus des ressources de l'art.

11° LE SCORBUT.

Dans cet ensemble, le *scorbut* se singularise par la qualité de l'épanchement qui devient hémorragique, aussi bien dans le péricarde que dans les articulations. Si l'on en croit Kyber, il serait difficilement cantonné dans la partie postérieure du péricarde, puisqu'il serait susceptible d'atteindre 10 litres (?)

12° DIPHTÉRIE.

La *diphtérie* est intéressante, parce qu'elle constitue le type des maladies à réactions séreuses, toxiques, sans infection dans les mêmes séreuses. Les péricardites se rangent donc dans cette catégorie, mais elles y sont rares sauf dans les formes aiguës, gangreneuses d'emblée. Quand on observe en effet ce que les anciens auteurs appelaient le *stomacace gangreneux*, la porte s'ouvre pour toutes les infections buccales et, plus particulièrement, pour les espèces anaérobies dont le rôle, dans les péricardites, n'a pas encore été suffisamment élucidé ; c'est la réserve que fait aussi W. Koerte [1], à propos d'une péricardite survenue dans le cours d'une ostéo-myélite et dans le pus de laquelle il trouva non seulement des staphylocoques et des streptocoques, mais

---

1. W. Koerte, in *Berliner Klinische Wochenschrift*, n° 5, p. 104. 1er février 1892.

encore des bacilles indéterminés, dont il rattache la présence
à une stomatite gangréneuse et à une nécrose du maxillaire,
d'origine mercurielle.

13° Fièvre typhoïde.

Petit Jean signale 6 cas de péricardite dans la *fièvre typhoïde*. Elle y apparaîtrait au cours, ou au déclin de la maladie, et serait le plus habituellement purulente. Serait-elle
alors provoquée par l'Eberth, par le coli, ou l'un des microbes des infections secondaires? rien n'est encore démontré. En tous cas la purulence de l'affection est parfois discutable, même quand elle paraissait cependant établie en toute
sûreté. L'observation suivante prise sur l'un de mes malades du service de l'hôpital Saint-André en fournira un
exemple.

Observation II.

Malade depuis la Noël, cet homme, âgé de 24 ans, fut envoyé
dans mon service le 17 janvier, par M. le Dʳ Bousquet, pour une
dothiénentérie grave. Après deux mois d'un traitement rigoureux
nécessité par des complications diverses, il entra franchement en
convalescence. Le pouls était redescendu à 92 et semblait devoir
baisser rapidement quand, tout d'un coup, il s'éleva à 100, puis à
104, enfin à 118 pulsations, sans augmentation de la température.
L'attention fut ainsi appelée sur la région précordiale et un frottement péricardique y fut aussitôt perçu. Un vésicatoire fut appliqué,
qui fit de nouveau baisser le pouls à 92, mais il s'éleva derechef à
116 quand se produisit une nouvelle poussée de péricardite.
Malgré un nouveau vésicatoire, le pouls monta encore, d'abord à

120, puis à 137 pulsations. La température prit alors une allure nettement septicémique, à grandes oscillations, sans pouvoir être rattachée à une localisation purulente apparente, le malade n'ayant eu qu'un tout petit abcès de la région sacrée, qui guérit aussitôt sans incision.

Il s'était fait cependant une petite obscurité de la base gauche, que l'on ponctionna pour éviter toute erreur, sans trouver une goutte de liquide. Il régnait encore un certain doute sur l'origine probable de cette température quand le malade fut pris, tout d'un coup, d'une douleur subite dans la région précordiale. Elle était relativement superficielle, localisée plutôt à la région sous-péricardique, s'accompagnait de battements épigastriques et ne s'irradiait que vers la partie postérieure de l'épaule gauche. Il n'y avait ni palpitations, ni œdème quelconque, ni changement de coloration du côté de la peau de la face et du cou, ni hydrophobie, mais un peu de trismus qui relevait de l'existence d'une ulcération de la bouche. Pas de compression pulmonaire en arrière, ni de changement dans la matité postérieure du cœur.

Le malade continua ainsi à souffrir jusque dans la journée du lendemain, où les choses se modifièrent très rapidement. Il apparut tout d'abord une voussure considérable, puis, par les deux bords du cœur et tout autour de son pédicule, il naquit un frottement qui s'étendit très rapidement d'arrière en avant. Mais, auparavant, *le cœur s'était élevé jusqu'au bord supérieur de la seconde côte*, comme s'il avait été fortement poussé d'arrière en avant. Le pouls resta stable néanmoins, mais la voussure augmenta jusqu'à s'étendre verticalement du deuxième au sixième espace intercostal et, transversalement, de la ligne médio-sternale au sommet de l'aisselle gauche.

Aucun changement n'apparaissait sur la peau de cette région, mais elle devint extrêmement hyperesthésique du mamelon au sixième espace, surtout sur la ligne mamelonnaire. Puis il survint des secousses, surtout pendant l'expiration, et comme si la locomotion cardiaque était gênée momentanément et se faisait par à-coups. Les bruits du cœur restèrent nets, mais il se développa dans la région péri-aortique et juxta-pulmonaire des frottements nettement rythmés par la respiration; puis il en survint de nouveaux au devant de l'infundibulum, rythmés ceux-ci par le cœur. La péricardite était donc devenue externe et s'était transmise aux sinus pleuraux du voisinage.

FIÈVRE TYPHOÏDE. COMPLIQUÉE DE PÉRICARDITE POSTÉRIEURE

GUÉRIE SPONTANÉMENT.

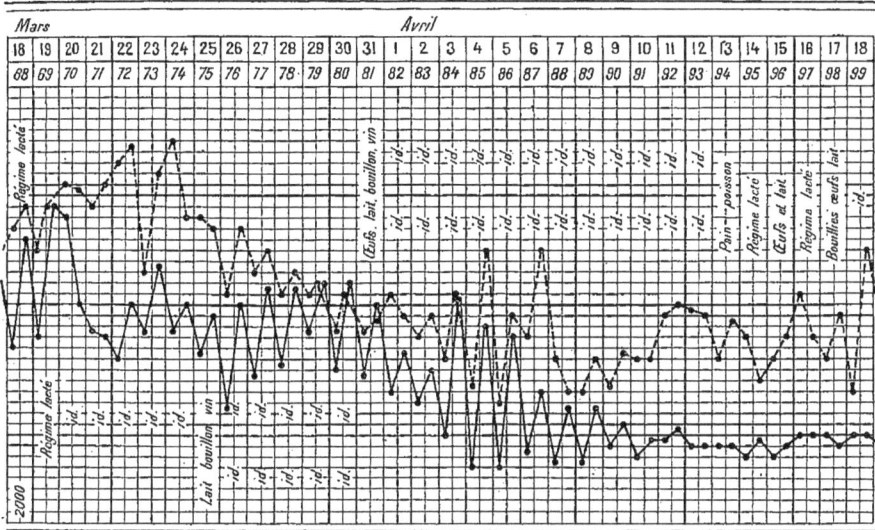

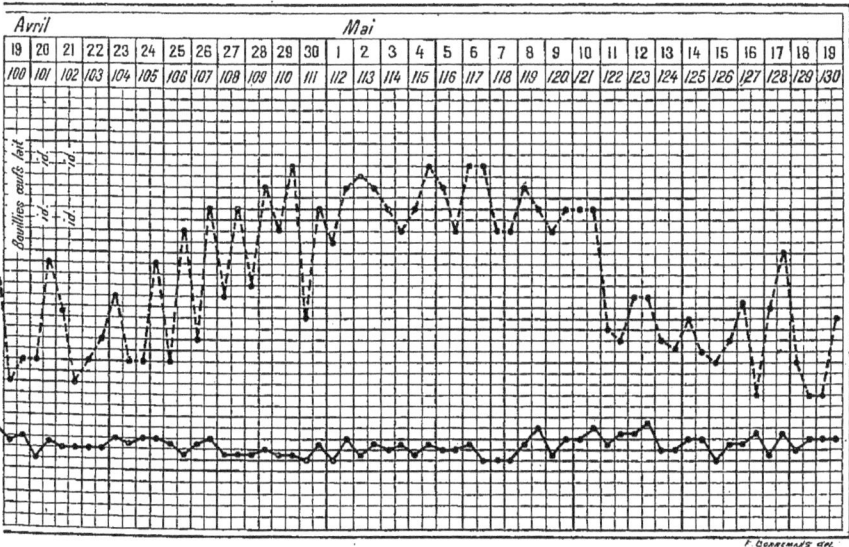

Le cœur augmenta peu à peu du côté gauche, mais ne dépassa pas de plus d'un centimètre le bord droit du sternum ; il s'éleva progressivement jusqu'au bord inférieur de la première côte, puis jusqu'au défaut de l'épaule, au-dessous de laquelle la matité formait, dans la région de l'aisselle, une encoche étendue sur trois espaces intercostaux, après quoi elle constituait un cul-de-sac arrondi jusqu'à la ligne axillaire postérieure et jusqu'à la huitième côte, où la voussure était fort exagérée et la paroi tout à fait douloureuse.

Dans la station assise, la voussure augmentait jusqu'en arrière du thorax et cette attitude fatiguait énormément le malade. Espérant une projection antérieure du liquide, je fis une ponction exploratrice dans le septième espace, à la limite externe de la matité ; elle fut tout d'abord négative, mais, en la poussant un peu plus loin, l'aiguille fut bientôt animée de battements synchrones aux battements cardiaques. L'épanchement n'était donc pas antérieur. Trois autres ponctions furent faites ensuite autour du cul-de-sac inférieur, qui pénétrèrent, toutes, dans le myocarde et ne donnèrent que du sang. *L'épanchement était donc postérieur.*

La situation du malade n'en fut tout d'abord ni aggravée, ni améliorée et les choses persistant en l'état pendant plusieurs jours, j'étudiais la question de la péricardotomie antéro-latérale pour aller en arrière du cœur, quand, très rapidement tout s'amenda. Le pouls tomba, la pression artérielle redevint normale, la matité précordiale disparut, la douleur cessa, le sommeil revint, comme si la collection s'était fait jour quelque part, sans que du reste il m'ait été possible de savoir par où elle s'était évacuée. A partir de ce moment, le malade fut rapidement guéri, et depuis il a pu reprendre ses occupations aux chemins de fer du Midi.

On peut citer aussi l'observation de C. Boyer[1] dans laquelle on voit un enfant de 9 ans, après un mois de fièvre typhoïde nettement caractérisée, mourir de faiblesse croissante et chez qui l'autopsie permit de découvrir une « péri-

---

1. C. Boyer, Fièvre typhoïde. Endocardite végétante mitrale et tricuspide. Myocardite et Péricardite. Mort. In *Bulletin société anatomique de Paris*, 1875.

cardite caractérisée par l'adhérence des feuillets pariétal et
viscéral, avec faible épanchement purulent vers la pointe ».

14° Sarcome du cœur.

J'ai eu l'occasion de voir à l'École vétérinaire de Toulouse le cœur d'une vache qui présentait un *sarcome secondaire de la paroi antérieure des ventricules,* venu par embolie
de la région de la jugulaire externe où siégeait une tumeur
de même nature. Ce sarcome avait entraîné la production
d'une péricardite.

15° Cancer du cœur.

Le *cancer* primitif ou consécutif du péricarde peut entraîner
la même complication, et j'en citerai un exemple plus tard.

16° Syphilis.

On a incriminé aussi la *syphilis*. Il est certain qu'on la
retrouve souvent dans les antécédents du malade et qu'elle
peut agir par l'intermédiaire de gommes suppurées du médiastin, ouvertes ensuite dans la plèvre. J'ai eu l'occasion
d'en observer un cas, qui produisit un empyème rapide de la
plèvre gauche, pendant lequel le péricarde me parut quelque
peu touché. Mais comme la pleurésie céda à l'évacuation
immédiate, le péricarde s'améliora dans le même temps et
aucun signe cardiaque menaçant n'apparut.

On peut ajouter aussi à ces documents l'observation de Lejard[1] qui raconte qu'un homme atteint de syphilis, chez lequel on avait pu suivre l'évolution d'un chancre induré à la verge, puis d'une éruption cutanée secondaire, fut pris d'un grand affaiblissement au bout de six mois. Bientôt il eut de la fièvre et sans qu'aucun symptôme fonctionnel eut attiré l'attention du côté du cœur qu'on avait ausculté à plusieurs reprises, sans qu'aucun signe physique d'une péricardite ait été constaté, il mourut dans le coma. A l'autopsie, le péricarde contenait un verre de pus et une quantité considérable de fausses membranes. Cette péricardite était donc restée latente jusqu'au dernier jour.

17° Mal de Bright.

Dans le *mal de Bright,* il faut isoler d'abord l'hydropéricarde, qui ne saurait être en cause ici, et la péricardite vraie. La réalité de celle-ci n'est pas à discuter, puisqu'elle constitue l'une des terminaisons fréquentes de cette maladie. J'ai eu l'occasion d'en voir plusieurs cas et de noter, en outre de celles où existait un épanchement plus ou moins volumineux, des péricardites sèches à manifestations exclusivement postérieures[2].

1. Lejard, Péricardite purulente, développée chez un vieillard de 67 ans et reconnue à l'autopsie (*Thèse de Paris,* 1884, page 45).

2. E. Cassaët, De quelques-unes des causes de la complexité des bruits péricardiques et de la possibilité de leur propagation (*Journal de médecine de Bordeaux,* septembre 1904).

18° Tuberculose.

Une des maladies qui affectent le plus facilement le péricarde est la *tuberculose*. Primitive parfois, elle se développe le plus souvent à la suite de l'infection pulmonaire, ou de l'infiltration ganglionnaire du médiastin, ou même à la suite de la tuberculose intestinale d'après Eicchhorst. Au milieu du liquide sécrété, ou sur les stratifications de la pachypéricardite, on retrouve parfois les bacilles (Weigert), venant souvent de la plèvre (L. Müller) par simple perforation.

Mais la forme la plus intéressante est celle qui tend, ainsi que Hayem et Tissier l'ont démontré, à la symphyse du péricarde. Dans cette périviscérite, des loges peuvent être conservées qui collectent, le plus souvent dans la partie postérieure, ou celle de la pointe, des amas de liquide de nature diverse, soit séreux, soit hémorragique, soit même purulent, mais il va de soi qu'étant donné le stade où est arrivée déjà la maladie, la péricardite est souvent méconnue et ne présenterait du reste pas un très grand intérêt, si elle était diagnostiquée dès l'abord.

En résumé, par ces quelques exemples de localisations péricardiques d'infections diverses, dont on pourrait trouver bien d'autres dans la littérature médicale, il a été facile de démontrer qu'au cours des maladies d'allure septicémique, la séreuse du cœur peut être atteinte diversement. Le liquide de sécrétion peut être séreux, il est rarement sanguinolent et le plus habituellement purulent. Mais parfois la péricardite évolue plus lentement, plus sourdement et cela la rend plutôt plastique et symphysaire en totalité, ou en partie, ce qui la prépare à ne faire dans une seconde atteinte qu'un épanchement partiel.

Dès lors, la symptomatologie devient variable au point de vue cardiaque, mais on ne peut pas ne pas être frappé de ce que la tolérance de la complication péricardique est complète, parfois même pour une quantité de liquide qui semblerait devoir comprimer le cœur et gêner son action.

Si l'on joint à cette difficulté celle qui résulte encore de l'intensité même de l'infection, on comprend qu'il est presque fatal que dans ces cas la péricardite passe complètement inaperçue, surtout si elle est postérieure, puisque les signes de cette dernière variété sont encore moins bruyants que ceux de la péricardite totale ou antérieure.

C'est pour cela qu'au lieu d'avoir une valeur clinique personnelle, elle ne constitue dans les infections générales qu'un épiphénomène et ne sollicite pas l'attention du médecin, comme nous verrons plus tard qu'elle le fera dans d'autres circonstances. Tout au plus modifie-t-elle et rend-elle irréguliers les signes classiques de l'infection générale et entraîne-t-elle rapidement un affaiblissement général tout à fait inexplicable en dehors d'elle. En somme, elle attire très peu l'attention et demande à être très activement cherchée, uniquement en raison de sa fréquence dans les maladies qui viennent d'être énumérées et de cette faiblesse dont je viens de parler.

II. — MALADIES OU LA PÉRICARDITE EST UNE COMPLICATION

Dans cette catégorie de faits la péricardite prend plus d'ampleur que dans la précédente. Elle ne s'isole pas, il est vrai, de telle manière qu'on ne puisse songer qu'à elle et que la voir, quand elle est totale ou antérieure, mais elle ne joue plus le rôle effacé que nous lui avons vu plus haut. Compliquant des accidents locaux, ou même parfois éloignés, elle prend vite le pas sur eux et s'en distingue par une symptomatologie tout à fait différente, dans laquelle domine du reste la sensation de fatigue, tout d'abord, puis d'impuissance totale et d'angoisse cardiaque accusée, témoignant de la fin prochaine si le secours se fait attendre.

A l'égard de cette complication, certaines maladies semblent tout à fait privilégiées et s'en accompagnent plus fréquemment que d'autres. Ce sont celles, évidemment, qui frappant les organes thoraciques au voisinage du cœur, l'actionnent à son tour, par voie de continuité ou de relations physiologiques. C'est ainsi qu'ayant fait le relevé de 46 cas de péricardite, j'ai pu en noter 12 qui étaient consécutifs à des états pulmonaires aigus. Voyons donc quels sont les causes plus habituelles de cette grave maladie et comment elles agissent.

1° ENDOCARDITE INFECTIEUSE.

Il faut tout d'abord citer l'*endocardite infectieuse,* qui agit

avec une intensité beaucoup plus grande quand elle est ulcérée. Il en était ainsi dans mon observation de pyosepticémie que j'ai déjà signalée.

2° MYOCARDITE SUPPURÉE.

La *myocardite suppurée* peut également provoquer la péricardite. L'observation de W. Koerte est probante à ce sujet.
Cet auteur signale en effet qu'à l'autopsie d'un malade ayant
succombé à une péricardite, il existait, dans l'épaisseur du
ventricule gauche, des trajets fistuleux suppurés, offrant des
communications multiples avec le sac péricardique.

3° INFECTIONS PULMONAIRES.

La cause locale la plus fréquente, comme je l'ai dit plus
haut, de péricardite, est l'*infection pulmonaire* de quelque nature qu'elle soit. C'est tantôt une bronchite, avec ou sans
dilatation des bronches, comme nous le voyons dans les observations III, VIII et IX de Massip et dans l'observation
XXVIII de Maucuer, qui fait double emploi avec la précédente de Massip ; — tantôt une *broncho-pneumonie,* comme
dans les observations XXIV et XXV de Maucuer ; — tantôt
une *congestion pulmonaire,* comme dans l'observation XI de
Maucuer ; — tantôt une *pneumonie* (obs. XXII de Maucuer) ;
— tantôt une *gangrène* pulmonaire (obs. XII de Maucuer) ;
— tantôt une pleuro-pneumonie, comme dans les observations XXI et XXIII du même auteur. Dans toutes ces

affections l'apparition de la péricardite se signale par un changement d'allure de la maladie ; nous allons le voir successivement pour chacune d'elles. ·

a) Dans la bronchite. — Dès la péricardite, il apparaît « une fièvre très vive, un état de dyspnée très marquée, avec de la cyanose des lèvres et des extrémités » et cependant l'examen du cœur n'avait rien décelé d'anormal, pratiqué qu'il avait été trois jours avant. Aussi la péricardite fut-elle une trouvaille d'autopsie, la cause immédiate de la mort ayant été méconnue et la bronchite étant guérie du reste depuis longtemps (obs. III, Massip).

Dans l'observation VIII, du même auteur, on voit que, cinq jours après le début d'une bronchite généralisée « le pouls devient irrégulier, présente des battements avortés et bat de 118 à 120 ; les bruits du cœur sont imperceptibles à la palpation ou à l'auscultation et la matité cardio-péricardique s'étend de deux travers de doigt à droite du sternum jusqu'au niveau de la ligne mamillaire gauche ; en hauteur, de la 8ᵉ à la 3ᵉ côte ». Puis, la respiration se prend, l'asphyxie devient imminente et la face cyanosée. Enfin le malade mourut et on trouva une *péricardite postérieure.*

Dans l'observation IX (Massip), il n'est fait état que d'une grande faiblesse générale et d'un affaiblissement accusé, mais sans paralysie, des membres supérieurs, alors que les battements du cœur étaient sensiblement normaux. Le cœur était légèrement symphysé à la base, et les bronches très purulentes. La péricardite était *postérieure.*

En somme, dans ces trois cas de bronchite, la péricardite s'est développée longtemps après la bronchite, comme fait la pleurésie méta-pneumonique après la pneumonie. La maladie primitive avait à peu près cessé quand se produisit une faiblesse, tout à fait spéciale, puis de la dyspnée et de la cyanose et une augmentation considérable de la matité précordiale. Cependant il n'y avait pas de pus dans la loge antérieure du péricarde et l'examen direct du cœur restait toujours négatif.

b) *Bronchopneumonie*. — Maucuer, dans son observation XXV, relate les détails suivants : un enfant de onze mois est pris d'abord de bronchite, puis, le 7 avril, de broncho-pneumonie qui est déjà amendée le 10 avril. Cependant, le 14 avril, son teint est d'une pâleur cireuse à son entrée à l'hôpital ; les lèvres sont légèrement cyanosées, l'oppression peu accentuée. A la percussion du côté gauche on note de l'obscurité dans toute la hauteur du thorax, en avant et en arrière, avec une multitude de râles humides de tous calibres, le pouls étant à 120, petit mais régulier. Les jours suivants, malgré la chute de la température et la diminution progressive des râles, le pouls ne cessant d'être régulier, égal et assez ample, la pâleur s'accentue de plus en plus, l'état général s'aggrave et l'enfant succombe, n'ayant présenté comme signes locaux que la persistance de la submatité en avant et en arrière, du côté gauche. A l'autopsie, en outre des lésions de broncho-pneumonie, on constate 50 centimètres cubes de pus crémeux dans le péricarde, alors que cette localisation avait été méconnue.

Dans l'observation XXIV du même auteur, un enfant de 4 ans, rachitique, tousse depuis un an ; il a eu une fluxion de poitrine, trois mois avant d'entrer à l'hôpital et, depuis, il est resté dyspnéique, cyanosé, les doigts en battants de cloche, le pouls à 150. Les choses restent dans cet état pendant plusieurs jours, l'auscultation décelant quelques foyers épars de condensation pulmonaire, quand apparaît une dyspnée plus forte. Les veines du cou se dilatent, la face devient bouffie et les mains enflent. Puis l'enfant tombe dans un demi-coma, ne cesse de gémir et il succombe. — A l'autopsie on trouve dans le péricarde un verre à boire de pus crémeux, dont la présence n'était pas soupçonnée.

Ces deux péricardites ne se sont pas signalées de façon identique. La première s'est traduite par des signes locaux persistants, du côté gauche, malgré l'amélioration pulmonaire et cela eût dû suffire pour amener l'attention ; puis, par cette pâleur cireuse de plus en plus accusée qui dénote la faiblesse de l'impulsion myocardique et la gêne de la circulation aortique. L'enfant n'avait que 11 mois et son péricarde contenait 50 grammes de pus, c'était là une altération suffisante pour entacher gravement l'activité de la fibre musculaire du cœur.

La seconde, au contraire, a été caractérisée tout d'abord par une température d'allure septicémique, puis par des accidents de compression du pédicule cardiaque. Dyspnée, dilatation des veines du cou, bouffissure de la face, cyanose, enflure des mains, demi-coma, gémissements, tout démontrait la gêne de la circulation de retour et néanmoins la péricardite a été méconnue en raison de l'absence de signes objectifs du côté du cœur examiné par sa face antérieure.

Mais, comme je le disais plus haut, le développement de la péricardite a été le point de départ d'une seconde phase

dans l'évolution de la maladie, très distincte des signes de la
première, bientôt prédominante au point de vue du pronostic et méconnue, probablement, uniquement parce que
cette complication étant rare, le clinicien l'oublie dans son
calcul de probabilités. Il ne faut pas cependant perdre de vue
que la péricardite compliquerait la pneumonie dans 12 pour
100 des cas (Orwerod) ; dans 17 pour 100 (Grisolle) ; dans
7 pour 100 (Leudet), proportions assez accusées pour n'être
pas à dédaigner, encore qu'elles soient variables suivant les
épidémies et les cas particuliers.

c) *Pneumonie.* — Dans la pneumonie, l'évolution peut se
faire comme celle des pleurésies méta-pneumoniques, ainsi
qu'en témoigne l'observation de A. Moussous et celle de
Daguéret et Mortagne (n° XXII, de Maucuer) que voici :

Un jeune homme est pris d'un frisson, d'un point de côté
violent, de fièvre, de toux et d'expectoration sanglante ; il
fait une pneumonie droite et ne présente rien au cœur. Quatre jours plus tard, au moment où la résolution se faisait du
côté droit, il s'installe un second foyer à gauche. Deux
jours après celui-ci apparaissent des frottements péricardiques, sans excitation des phréniques. Puis les frottements
diminuent peu à peu, les bruits du cœur et le pouls s'affaiblissent ; comme conséquence : oppression, bouffissures de
la face, cyanose. Alors, la matité précordiale s'accroît et va
de la 2ᵉ à la 7ᵉ côte verticalement, jusqu'à la ligne axillaire
gauche en débordant le sternum à droite ; la pointe s'élève
fortement au-dessus de la matité et communique à la paroi
thoracique un mouvement ondulatoire des plus net.

Ponction dans le 4ᵉ espace en dedans du mamelon : pus

1 600 grammes, soulagement, relèvement du pouls. — Deux jours plus tard le cœur redevient sourd, la matité précordiale est identique ; l'espace de Traube est conservé. Rigal se demande si la collection est péricardique ou pleurale isolément, ou péricardique et pleurale simultanément ? — Le pouls est paradoxal, la matité s'étend à toute la région précordiale et thoracique gauche, sauf à l'espace de Traube. Une ponction de la plèvre gauche donne 2 litres 3/4 de liquide citrin sans améliorer le malade, l'évacuation ayant été cependant totale (frottements de retour immédiats). Rigal porte alors le diagnostic de symphyse cardiaque avec dilatation totale du cœur (à cause des ondulations de la paroi). — Le malade meurt. — A l'autopsie, on trouve une pleurésie suppurée de la cavité pleurale gauche, de un litre, dont une partie est superposée au péricarde. Dans celui-ci il existe 1850 grammes de pus libre, sauf au niveau des 3e et 4e espaces où les deux feuillets du péricarde sont symphysés. Le cœur se trouve ainsi fixé en avant et à gauche.

L'évolution de cette péricardite n'a pas, comme dans les observations précédentes de broncho-pneumonie, marqué une nouvelle phase dans l'évolution des signes de la maladie. Cela tient à ce qu'il ne s'est pas produit entre la maladie primitive et sa complication, d'accalmie suffisante pour laisser s'éteindre les symptômes initiaux. Il s'est donc fait dans ceux-ci la même intrication que dans les lésions elles-mêmes et c'est ce qui explique l'incertitude du diagnostic au moment de l'installation de la péricardite.

Plus tard, la péricardite a réactionné sur la plèvre voisine et en a amené l'inflammation, de telle manière qu'un nouveau doute s'est élevé sur la véritable localisation de l'épanchement, et cependant un signe, fort important en l'espèce, eût mérité d'être retenu, je veux parler de la différence de nature des liquides, le second étant séreux et le premier purulent. Je sais bien que celui qui était séreux est devenu purulent plus tard, mais il était bon de se rappeler que si, dans la chronologie, les épanchements séreux peuvent se développer comme conséquence d'autres épanchements du voisinage, séreux ou purulents, le fait qu'une purulence avait été constatée devait lui faire attribuer le rôle primordial, tandis que l'inverse ne s'observe jamais. La pleurésie évacuée ayant été séreuse, et cette pleurésie ayant été évacuée, sans bénéfice pour le malade, il importait de rechercher l'épine purulente.

Or, celle-ci se signalait par les frottements péricardiques rapidement installés, aussi rapidement disparus, par la diminution ultérieure des bruits du cœur et l'affaiblissement du pouls, par l'oppression, la bouffissure de la face et la cyanose qui en faisaient la suite, et par l'accroissement énorme de la matité précordiale. — Il y avait évidemment péricardite : la première ponction du reste l'avait démontrée.

Mais, et c'est en cela que les raisonnements médicaux pèchent souvent, cette péricardite n'était pas normale. Elle s'accompagnait d'ondulations pariétales (qu'à vrai dire on peut observer dans les empyèmes du péricarde) et, surtout de symphyse cardiaque partielle, et celle-ci provoquait à son tour l'expansion diastolique et le retrait systolique de la pointe (signes de symphyse qui fut, grâce à eux, reconnue), et rejetait ainsi la plus grande partie du pus dans la partie rétro-cardiaque. La péricardite était par suite à *prédominance postérieure* et retentissait énergiquement sur la séreuse pleurale voisine, toutes choses encore peu connues aujourd'hui, et toujours difficiles, étant donné surtout que l'espace de Traube était normal suivant l'habitude de ces cas. Nous verrons comment cette difficulté peut être résolue.

d) *Gangrène pulmonaire*. — La seule observation de gangrène pulmonaire (n° XII de Maucuer) qui se soit accompagnée de péricardite purulente, dans celles que je possède ou que j'ai dépouillées, est silencieuse au point de vue des signes de la péricardite.

Dans l'espèce, il eût été difficile qu'il en fût autrement, la quantité de liquide épanché dans le péricarde n'étant que de 15 grammes et relevant par conséquent d'une inflammation seulement préagonique ; mais on comprend très bien qu'il puisse en être ainsi dans d'autres cas où l'épanchement serait cependant plus abondant.

Pour qui a vu évoluer en effet une gangrène pulmonaire quelque peu importante et a noté la dépression extrême du malade, la modification rapide de son aspect, la difficulté de sa respiration, l'accélération extrême parfois de son cœur, les sueurs profuses qui le recouvrent, il est facile de concevoir qu'une symptomatologie aussi imposante puisse seule appeler l'attention et faire passer inaperçue une collection liquide péricardique, même d'un volume moyen, surtout si cette gangrène s'est accompagnée d'une pleurésie gauche rapidement envahissante et de même nature que l'infection gangréneuse.

e) *Pleuro-pneumonie*. — Des deux observations de pleuro-pneumonie que j'ai eues en main, la première (n° XXI, de Maucuer) ne peut servir à l'histoire de la péricardite qui la compliqua. On voit bien, en la lisant, le jour où elle aggrava la situation du malade, mais la symptomatologie est trop fruste pour qu'on puisse s'appuyer sur elle à l'effet de décrire la manière dont elle se modifie par l'apparition du pus dans le péricarde.

La seconde (n° XXXIII, du même auteur) ne donne aucun renseignement. Néanmoins étant admis que la pleuro-pneumonie d'emblée et compliquée plus tard de péricardite, ne peut se manifester que d'une manière analogue à ce que fait la pneumonie, quand elle se complique plus tard de péricardite et de pleurésie concomitantes, il sera facile de remédier à cette insuffisance.

4° PLEURÉSIE.

La *pleurésie* peut être cause de péricardite encore plus facilement que la pneumonie ; mais, s'il est vrai de dire que les réactions secondes sont moins vives que les premières, il s'ensuivra que la péricardite sera souvent sèche après une pleurésie séreuse. Il faudrait pour occasionner une péricardite avec épanchement, la seule qui nous occupe ici, que la pleurésie fût elle-même suppurée, ou tout au moins d'une grande intensité si elle était séreuse. Or, à bien considérer les choses, s'il est vrai théoriquement que la pleurésie peut être primitive, dans la pratique ordinaire des choses elle est presque toujours subordonnée à un accident pulmonaire

sous-jacent et souvent méconnu, ou à une infection éloignée.
Elle rentre ainsi dans les descriptions déjà faites puisqu'elle
ne constitue elle-même qu'une complication d'infection,
capable il est vrai d'en engendrer à son tour une nouvelle,
de troisième filiation. Quoi qu'il en soit, par le fait même
qu'elle s'est constituée à l'état de foyer infectieux, primitif
ou secondaire il n'importe, la plèvre est d'autant plus capable d'infecter le péricarde que les points de contact sont plus
rapprochés et les relations physiologiques plus étroites. C'est
pour cela que nous verrons plus tard, au chapitre du diagnostic différentiel, auquel nous renvoyons pour ne pas faire
double emploi, la péricardite naître surtout de la pleurésie
antérieure, c'est-à-dire développée à côté du lit du cœur, ou
même de la pleurésie médiastinale. Par contre la péricardite
engendre de préférence, par contact, des localisations pleurales similaires ; mais elle peut aussi, par la voie mécanique
des azygos, ou celle de la compression pulmonaire, faire apparaître la pleurésie tenace de la base gauche.

5° MÉDIASTINITES.

Les médiastinites méritent au contraire de nous arrêter
parce qu'elles se traduisent précisément par quelques-uns
des signes qui semblaient être la propriété exclusive de la
péricardite. Le pouls paradoxal, sa petitesse, son accélération, la chute de la pression artérielle, l'anxiété respiratoire
et cardiaque, le gémissement chez les enfants, la cyanose, la
bouffissure de la face, le gonflement des jugulaires, l'œdème

des mains, celui des malléoles, le subdélire, le demi-coma, sont des signes communs. Aussi bien, une tumeur du médiastin peut-elle comprimer le cœur et les vaisseaux aussi fortement qu'un épanchement péricardique, et le diagnostic différentiel doit-il viser plutôt à caractériser la nature de l'obstacle médiastinal que son existence même. Ceci est affaire d'examen cardiaque direct, comme nous verrons plus tard, et c'est lui seul qui doit décider de l'existence ou de l'absence de la lésion cardiaque. Cependant, en se reportant à l'évolution de la maladie, on peut trouver le plus souvent quelques indications différentielles.

Les médiastinites, sauf celles qui succèdent à une maladie aiguë, comme la scarlatine, ont d'habitude un développement plus lent, chaque jour ajoutant à leur symptomatologie, et il est rare qu'il n'y ait aucune manifestation extérieure de leur nature, circulation supplémentaire ou autre. Quand, au contraire, elles sont suppurées, les signes de compression cardio-vasculaire peuvent disparaître subitement au moment de la déplétion et j'en ai vu un cas par évacuation dans la plèvre avec simple irritation du péricarde.

6° LÉSIONS DE L'ŒSOPHAGE.

Dans le médiastin, à côté des ganglions qui s'hypertrophient et du tissu cellulaire qui suppure, existe un organe dont les lésions retentissent fâcheusement du côté du péricarde, surtout postérieur, j'ai nommé l'*œsophage*. Il peut être le provocateur d'accidents péricardiques pour des rai-

sons diverses, soit qu'il ait nécessité des explorations chirur-
gicales en raison de quelque rétrécissement de son calibre,
soit que, par le fait de l'usure cancéreuse de ses parois, il
ait mis en communication sa cavité et celle du péricarde.

Le traumatisme intra-œsophagien peut agir en effet, sans
déchirures de ses parois, par le fait de la contusion du
pneumo-gastrique gauche qui passe au devant de lui : j'en
ai vu un exemple des plus net et qui s'est terminé par la
mort.

OBSERVATION III.

Un homme d'âge moyen me fut amené un jour parce qu'il éprou-
vait une certaine difficulté pour avaler et afin que je recherche
l'existence d'un rétrécissement de l'œsophage, qui paraissait probable. J'introduisis une olive avec facilité et trouvai l'obstacle vers
la partie moyenne : elle passa sans encombre et sans effort, tellement qu'il me fut demandé de faire une dilatation hâtive, le malade
ne désirant pas séjourner longtemps à la ville. Malgré mon appré-
hension d'un cancer, je passai, avec une égale facilité, trois olives
de plus en plus grosses, mais la dernière détermina tout d'un coup,
sans qu'aucune hémorragie ne se fut produite, une sensation de
malaise indéfinissable. Le pouls faiblit, devint rapide, la figure
anxieuse, la respiration très gênée et presque aussitôt, tandis que
le cœur et le poumon étaient indemnes antérieurement, le murmure
vésiculaire s'amoindrit, puis fut remplacé par des râles analogues
à ceux de l'œdème pulmonaire et je trouvai à l'auscultation du cœur
des frottements péricardiques antérieurs et postérieurs. Une fois
passés les premiers moments d'angoisse, le malade se remit un peu,
put s'alimenter avec des boissons qui pénétraient dans l'estomac
avec certitude, mais le poumon se congestionna de plus en plus, le
cœur faiblit de minute en minute et le malade mourut deux jours
après cette exploration, sans signes de compression cardiaque, ni
autres d'un épanchement péricardique dû à la pénétration dans la
séreuse des liquides alimentaires.

Quand, au contraire, une perforation se fait sous l'acte chirurgical ou spontanément, la cavité œsophagienne est mise en communication immédiate avec celle du péricarde et il pénètre dans cette
dernière à la fois des liquides et des gaz, ce dont témoigne immédiatement le cœur, par le brassage qu'il en fait dans l'intérieur de
la séreuse. Un bruit spécial naît alors de ce brassage, qu'on ne
peut méconnaître si on l'a entendu une seule fois, c'est celui de
Bricheteau, ou *bruit de moulin*, appelé encore quelquefois bruit de
baratte pour rappeler la collision des liquides et des gaz. Mais la
péricardite dans ces cas n'est que secondaire et elle s'efface devant
la symptomatologie de l'effraction péricardique, qu'on ne saurait
discuter une fois perçus les signes dont je viens de parler.

7° TRAUMATISMES DU THORAX.

Dans certains *traumatismes* la relation de causalité entre
celui-ci et la production de la péricardite ne saurait être niée.
A l'encontre de ce que l'on pourrait supposer à priori, il n'est
pas nécessaire que ce traumatisme ait son point d'application
sur la partie antérieure du thorax ; son action dans la région
dorsale est aussi efficace, mais je ne saurais dire si la péricardite a une propension quelconque à se limiter à la seule
face du cœur qui correspond au point traumatisé.

a) A cet égard l'observation d'Exchaquet[1] laisse subsister
tous les doutes, car il considère comme primitive une péricardite qui pourrait bien être rattachée à un traumatisme :
un homme de 60 ans, ayant depuis quinze jours des malaises
et une oppression continuelle, fait une chute violente en

---

1. Exchaquet, Péricardite primitive subaiguë avec épanchement. Ponction
sans résultat. Mort. (*Bulletin société anatomique*, Paris, 1875. Observation V.
Thèse de Maucuer).

descendant d'un omnibus et perd connaissance. Dès le premier examen il existe une augmentation de la matité précordiale ; le choc de la pointe est perçu difficilement ; les
battements sont irréguliers et affaiblis ; le pouls accéléré jusqu'à 120 ; les veines du cou distendues, mais sans battements. Au bout de quelques jours les urines augmentent
considérablement, les pulsations tombent à 94 et l'amélioration est telle que l'on croit à la guérison quand, tout à coup,
les pulsations se relèvent à 140, l'oppression devient extrême,
les bruits du cœur de plus en plus irréguliers. Une ponction
est faite dans le 8e espace intercostal et on sent un frottement au bout de l'aiguille, qui ne ramène aucune goutte de
liquide. Le malade meurt et on trouve dans son péricarde
(partie antérieure ? postérieure ?) un litre de liquide purulent
dont la présence n'avait pas été affirmée.

b) Dans l'observation de S. West[1] on voit un garçon de
16 ans, frappé dans le dos par un truc, continuer à se bien
porter pendant plus d'un mois, sauf une petite douleur du
côté gauche au point contus, avoir ensuite des frissons et
présenter une douleur plus vive au même point, avec irradiations dans la partie antérieure du thorax.

Amélioré par l'immobilisation il semble en bonne voie
quand, au cours d'une promenade, il est pris d'une douleur
extrêmement vive au creux de l'estomac et d'une faiblesse
telle qu'il manque de tomber. Puis apparaît de la cyanose,
de fréquentes nausées et une forte dyspnée. Quand on l'exa-

1. S. West, Un cas de péricardite purulente traité par la paracentèse et la
libre incision avec guérison (*Médical chirurg. journal Transat.* London 1883,
page 235. Observation IX de la thèse de Maucuer).

mine on trouve le pouls paradoxal, déprimé à l'inspiration, avec beaucoup de pulsations avortées puisqu'on n'en trouve que 78 alors que l'auscultation du cœur permet de compter 120 systoles. Voussure œdémateuse précordiale ; plénitude de l'épigastre ; disparition du choc de la pointe ; soulèvement et ondulations précordiales. La matité est énorme et s'étend, dans le 3ᵉ espace, du mamelon droit jusqu'à 3 pouces en dehors de la ligne du mamelon gauche. Frottements pleuraux autour de la matité. Le foie est augmenté et abaissé.

Après quelques jours de traitement, le pouls s'accélérant, la cyanose et la matité augmentant, on fait une ponction dans le 4ᵉ espace au-dessus du mamelon gauche et S. West retire 13 onces de pus. La résistance de l'épigastre diminue, ainsi que la voussure, puis elles se reproduisent sur une plus grande étendue de sorte que, après une ponction dans le 5ᵉ espace, on pratique une paracentèse au bistouri. Il s'écoule une quantité considérable de pus et, aussitôt, le pouls cesse d'être paradoxal. A partir de ce jour la matité précordiale disparaît, les bruits du cœur redeviennent normaux et la santé se rétablit complètement.

La péricardite était-elle totale, ou postérieure en raison de l'ondulation de la paroi ? Était-elle postérieure d'abord et évolua-t-elle secondairement par les bords du cœur vers la partie antérieure du thorax ? Ce sont autant de questions auxquelles il est impossible de répondre avec certitude ; cependant la disparition momentanée du choc de la pointe appartient plutôt à la symptomatologie de la péricardite antérieure que de la postérieure, où des bruits du cœur sont plutôt éclatants.

c) L'observation d'Enselberg, d'Utrecht[1], ne nous renseigne que sur le point d'application du traumatisme, qui eut lieu sur la région précordiale. Après trois ponctions ayant donné chacune plus d'un litre de pus, une paracentèse fut pratiquée et le malade guérit complètement. La péricardite semble aussi avoir été antérieure dans ce cas.

d) A côté de ces cas de traumatisme direct, il est bon de citer l'action à distance que peuvent effectuer les traumatismes avec infection de la plaie. Tel, le malade de Brossard et Dalché[2] qui, en juillet, se pique avec un os et fait un abcès de l'aisselle, qui passe sous le grand pectoral. Il suppure deux mois, fait encore de la fièvre et des complications pleuro-pulmonaires puis, après quelques frissons, présente de nouveaux abcès au coude et au pied. Il prend un aspect typhique, semble atteint d'une endocardite infectieuse sans péricardite et meurt. On trouve à l'autopsie le cœur adhérent au sternum sur une étendue de quatre à cinq centimètres et, dans le péricarde, 300 grammes d'un liquide muco-purulent et floconneux. Il y avait en outre plusieurs abcès dans l'intérieur du myocarde, mais l'endocarde était intact.

D'après le libellé de cette observation et malgré que le fait ne soit pas exactement spécifié, on peut estimer qu'il s'agissait d'une *péricardite postérieure* qui fut méconnue jusqu'à la mort.

---

1. Enselberg (*Wiener Klinische Wochenschrift*, 10 janvier 1895. Observation XXIX de la thèse de Maucuer).

2. Brossard et Dalché (*Gazette médicale de Paris*, 1885, page 351. Observation XIII de la thèse de Maucuer).

8° Amygdalites.

A côté de ces propagations d'infection d'origine thoracique et liées par conséquent aux connexions anatomiques d'une même région, on voit d'autres affections, un peu plus éloignées, se transmettre de la même façon au péricarde, ou tout au moins avec la même sûreté, car les moyens de translation des germes infectieux ne sont pas toujours identiques à ceux que nous venons de passer en revue.

Il importe de citer tout d'abord l'*amygdalite,* que l'on voit chez le malade de Dickson[1] occasionner une pleurésie et une péricardite simultanées. La position du cœur ne pouvant être repérée au milieu de la matité, une ponction de la plèvre fut faite, puis répétée trois autres fois sans que la dyspnée, la cyanose et l'œdème fussent améliorés. Devant l'insuffisance de ces ponctions et en raison de la reproduction si rapide du liquide pleural, Dickson fit une paracentèse du péricarde sur le bord droit du sternum, dans le 5e espace, après avoir exécuté une manœuvre du plus haut intérêt. Ayant constaté que le cœur était attiré vers la gauche après chacune des évacuations pleurales, il aspira d'abord le liquide pleural, puis ponctionna le péricarde. Plus tard et en raison de la reproduction du liquide péricardique, il pratiqua la péricardotomie au même siège et le malade guérit après douze ponctions de la plèvre et quatre du péricarde.

---

1. Dickson, Péricardite purulente, son origine, ses symptômes, son traitement (*Société clinique de Londres,* 23 novembre 1888). Observation X de la thèse de Maucuer).

Dickson ne signale aucune symptomatologie spéciale dans cette péricardite.

9° Lésions de l'estomac.

Bien plus intéressantes sont les péricardites consécutives aux *lésions stomacales*. Celles qui la provoquent d'habitude sont l'*ulcère* et le *cancer* de l'estomac et ce sont même les seules lésions habituellement invoquées ; il est permis cependant d'estimer que les gastrites infectieuses, suppurées ou non, sont capables, elles aussi, par une voie lymphatique, dont nous verrons dans un instant le tracé, de fixer sur le péricarde leur propre infection, dont on ne cherche pas ultérieurement à établir la filiation en raison de l'importance que prend aussitôt cette fixation seconde.

a) Quoi qu'il en soit, pour que l'ulcère agisse directement il vaut mieux évidemment qu'il soit au niveau du cardia ou de la petite courbure, qu'il ait déterminé une gastrite adhésive et qu'il transporte, une fois l'usure diaphragmatique constituée, des matières alimentaires infectées dans l'intérieur de la cavité péricardique. Il va sans dire que la symptomatologie change suivant que l'effraction est large ou étroite car si, dans la première, il est plutôt question d'inondation péricardique que de péricardite vraie, dans la seconde, au contraire, l'infection est assez parcellaire pour avoir le temps de provoquer la réaction séreuse ou suppurative du péricarde.

b) Quant *au cancer,* il agit souvent d'une manière moins

brutale et plus détournée, comme le prouve l'observation de A. Mossé[1].

Un homme de 46 ans est atteint de troubles digestifs ; il s'affaisse et prend l'aspect cachectique, il a de l'ascite et de la congestion pulmonaire. Son cœur est volumineux et rythme un frottement précordial ; puis il fait de la voussure, une submatité assez accusée au niveau de cette voussure et les battements de son cœur s'assourdissent. Ensuite il fait un épanchement pleural gauche rapide et meurt de syncope en allant aux cabinets. On trouve à l'autopsie un épanchement pleural gauche de 1 litre, une médiastinite gauche assez accusée, un épanchement péricardique de 500 grammes. Il faut noter que le phrénique traversait toute une série d'îlots congestifs du tissu cellulaire et n'a pas été douloureux. Au niveau de la petite courbure et de la paroi postérieure de l'estomac il existait, à cinq centimètres du pylore, une ulcération cancéreuse. Celle-ci se propageait jusqu'au foie et au pancréas. Dans la partie du diaphragme située immédiatement au-dessus de ces lésions siégeaient deux plaques jaunâtres qui traversaient le centre phénique et pénétraient dans le péricarde ; elles témoignaient du transport du cancer dans cette région.

10° PYOPNEUMOTHORAX SUBPHRENICUS.

1° Les lésions stomacales empruntent quelquefois un pro-

---

1. A. Mossé, Péricardite purulente. Carcinome de l'estomac, du foie et du pancréas. Hypertrophie du cœur (*Bulletin de la société anatomique de Paris*, 1876, n° 543).

cédé plus détourné encore pour actionner le péricarde. C'est ainsi que j'ai vu un ulcère provoquer une hématémèse rétro-gastrique, puis un *pyopneumothorax subphrenicus*, qui finit par s'ouvrir dans le péricarde en déterminant une péricardite suraiguë et la mort. L'histoire vaut d'être brièvement racontée.

OBSERVATION IV.

Je fus une nuit appelé par un de mes collègues de la Faculté pour voir un malade, depuis longtemps atteint d'une gastrite dou-loureuse, qui avait été pris subitement, pendant la même nuit, d'une douleur atroce dans la région sous-diaphragmatique et avait failli succomber à une syncope immédiate. Je le trouvai, en effet, pâle, anxieux, couvert de sueur, sans pouls, avec un peu de hoquet et une résistance très accusée de la région sus-ombilicale. Après l'avoir im-mobilisé et fait le nécessaire, je le remis aux mains de son médecin, absent pendant la nuit, en lui disant que mon impression était d'avoir assisté à une perforation de l'estomac. La douleur initiale s'étant déjà calmée, le pouls s'étant remonté, l'aspect fort amélioré, pareille conviction ne put se faire dans l'esprit du médecin traitant.

Néanmoins le malade fut soigné avec rigueur et je ne le revis que plusieurs jours plus tard ; il ne restait plus de l'accident initial qu'une pâleur constante et une douleur accusée surtout à l'occasion des changements d'attitude et particulièrement de l'extension, dans la même région sous-diaphragmatique. Il semblait donc de plus en plus que ma crainte première était injustifiée et cependant les urines contenaient une telle quantité d'urobiline qu'elle ne pouvait pro-venir que d'un épanchement résorbé.

On permit au malade de se lever, puis de marcher et un soir, le quatorzième jour après l'accident initial, il fut repris de la même douleur vive et de la même tendance à la syncope que la première fois. Je fus rappelé auprès de lui pendant la nuit et le trouvai en proie à une angoisse violente, à une suffocation des plus accusée.

En l'examinant je constatai un épanchement pleural gauche assez abondant, qui se compléta devant moi, et, du côté du cœur, un bruit de moulin, le bruit de Bricheteau, qui ne laissa aucun doute dans mon esprit sur la réalité d'une collection hydro-aérique du

CASSAËT.   4

péricarde. Immédiatement, je pratiquai d'abord la thoracentèse et puis la paracentèse du péricarde, du côté du mamelon gauche, dans le cinquième espace, et je retirai des deux séreuses le même liquide, mi-chocolat, mi-purulent, entremêlé de gaz d'une horrible fétidité, qui témoignaient ensemble et de la réalité d'un épanchement sanguinolent ancien et de son origine para-digestive. La fétidité des gaz était telle que je faillis être obligé d'abandonner l'opération; quant au malade, il me déclara « qu'il mourrait aussitôt si on persistait à lui faire sentir pareille odeur ». Néanmoins les séreuses furent asséchées et le malade se trouvant très fatigué ne fut pas examiné plus longtemps. Il mourut quelques heures après cette opération, avec des frottements péricardiques d'une énorme étendue et un cœur qui céda de plus en plus.

11° INFECTIONS PÉRITONÉALES OU VISCÉRALES SOUS-DIAPHRAGMATIQUES.

Enfin je note encore toutes les infections péritonéales, ou celles des viscères abdominaux, telles que les *péritonites aiguës,* les *appendicites,* les *ovarites,* les *salpingites suppurées,* comme cause des péricardites, soit que l'infection se soit faite directement du péritoine au péricarde, soit qu'elle ait suivi plutôt la voie détournée de la pleurésie primitive par les communications de Recklinghausen, soit enfin qu'elle ait succédé même à une pneumonie d'origine appendiculaire. J'en ai vu un cas, où l'infection s'était propagée de proche en proche par la voie rétro-côlique en faisant dans cette translation un abcès de fixation péri-néphrétique.

CONCLUSIONS POUR CE GROUPE.

Telles sont les principales maladies dans lesquelles la péri-

cardite ne constitue plus un épiphénomène presque sans
intérêt, tellement grande est la gravité de l'infection première, mais celles où elle n'est presque qu'une extension de
la lésion pulmonaire, pleurale ou autre initiale, et dont elle
est, en tous cas, une *complication* des plus sévère.

Nous avons vu que ses manifestations étaient bien plus
bruyantes que dans la première classe et qu'elles prenaient
pied sur la maladie primitive jusqu'à en annihiler les manifestations. Nous avons vu aussi qu'elle était parfois discutable ou
même tout à fait latente, et dans aucune des observations de
cette classe, non plus que dans celles de la première, nous
n'avons constaté qu'on ait pu faire son diagnostic quand elle
était exclusivement cantonnée à la région rétro-cardiaque.

En somme, dans le premier groupe de maladies on oublie
la péricardite ; dans le second on y pense parfois sans arriver à la reconnaître toujours, même quand elle est antérieure ou totale, et il n'y a pas d'exemple à ma connaissance
que la péricardite postérieure y ait jamais été diagnostiquée.
C'est à la signaler que je vais m'appliquer maintenant dans
le chapitre qui va suivre.

CHAPITRE III

DE LA PÉRICARDITE POSTÉRIEURE PRIMITIVE

DIVISION DE LA PÉRICARDITE POSTÉRIEURE

Sauf le cas où le péricarde est irrité par la pénétration d'un liquide ou d'un corps étranger et où la sécrétion est immédiate, la péricardite postérieure passe par les deux phases connues de la péricardite antérieure : elle est d'abord plastique, puis sécrétante, d'où les deux types cliniques de la péricardite *sèche* et de la péricardite avec *épanchement*. Celle-ci peut se caractériser à son tour par la différence de nature du liquide sécrété qui est : 1° *séreux*, 2° *hémorragique*, ou, 3° *purulent*. Mais à vrai dire, la différence de nature du liquide est ce qui importe le moins tout d'abord, car la péricardite est gênante suivant la quantité de liquide sécrété; plus tard, les caractères de ce liquide aident certainement à établir le pronostic. Mais dans la péricardite postérieure le difficile n'est pas d'établir ce dernier, il faut d'abord la reconnaître elle-même. Voyons donc les caractères de la première espèce.

I. — DE LA PÉRICARDITE POSTÉRIEURE SÈCHE

Cette espèce n'est intéressante qu'en tant qu'elle est le prélude et la terminaison de la péricardite avec épanchement, car, si on la considère en elle-même et en l'isolant de son avenir ou de son passé, elle ne consiste en somme que dans les quelques frottements que développe la locomotion des deux feuillets de la séreuse dépolie.

Leur reconnaissance entraîne, il est vrai, de grandes difficultés de diagnostic, ne serait-ce que parce que l'habitude manque d'ausculter le cœur par la région postérieure du thorax pour y rechercher autre chose que les souffles de propagation qui viennent y mourir. Il semble aussi, théoriquement, que l'interposition d'un organe aussi épais que le poumon, et jouissant en outre de cette propriété bien connue d'étouffer par son parenchyme les bruits du voisinage, suffirait pour empêcher la perception des frottements péricardiques.

A l'encontre de cette idée théorique Devic et de Teyssier tout d'abord, puis Chappet et Leclerc, et moi-même [1] ensuite, avons pu cependant nous rendre compte qu'il fallait au contraire une certaine complicité pulmonaire pour assurer la transmission des bruits péricardiques et que celle-ci était assurée par une condensation pulmonaire pneumonique, ou

---

[1] E. Cassaët, De quelques-unes des causes de la complexité des bruits péricardiques et de la possibilité de leur propagation (*Journal de médecine de Bordeaux*, 18 septembre 1903).

supra-pleurétique, jointe à une impulsion cardiaque vive et de large surface. Ce sont là les conditions que l'on rencontre dans les myocardites brightiques, où le cœur est souvent dur dans son action, toujours hypertrophié, et appuyé sur le poumon qu'il condense par son propre poids. — *La péricardite sèche postérieure est donc presque toujours une péricardite brightique* et dénote une aggravation rapide et menaçante de l'état antérieur du malade.

II. — DE LA PÉRICARDITE POSTÉRIEURE AVEC ÉPANCHEMENT

Les signes de cette grave maladie peuvent être divisés en deux classes qui relèvent :

1° de l'existence du liquide dans la séreuse ;

2° de la compression des organes voisins et de l'atteinte portée à leur fonctionnement ou à l'état général.

Nous les examinerons dans cet ordre, en appelant l'attention sur ce fait que les signes du premier groupe, les plus délicats du reste à percevoir, sont les seuls signes de certitude, les autres n'étant que des signes de probabilité, capables du reste par leur intensité d'égarer l'esprit du médecin en intervertissant pour lui les relations de causalité.

1° Signes physiques de l'existence du liquide dans la partie postérieure du péricarde.

J'ai déjà dit, au commencement de cette étude, que la péricardite postérieure avait été toujours méconnue et que sa constatation ne relevait que des protocoles d'autopsie. La raison de cette impuissance est facile à concevoir quand on étudie les procédés mis en œuvre par les différents auteurs pour la diagnostiquer. Sans tenir un compte quelconque de son siège réel, de son siège postérieur, ou plutôt postéro-latéral, ils se sont successivement appliqués à établir les différences séméiologiques qu'elle entraîne, vis-à-vis de la péricardite antérieure ou totale, dans la région même où celle-ci se manifeste, c'est-à-dire sur le plan antérieur du corps. De ce défaut de logique il ne pouvait résulter que l'impossibilité de la constatation des péricardites qui sont et restent toujours postérieures et l'appréciation seulement de celles qui arrivent à tourner le cœur partiellement, car il en existe deux variétés qui sont :

A. — La péricardite postérieure enkystée ;

B. — La péricardite à prédominance postérieure, avec tendance à devenir antérieure.

qui se manifestent par une série tout à fait différente de symptômes. La première, la péricardite enkystée postérieure, se signalant surtout par le plan postéro-latéral ; la seconde, tendant à devenir antérieure, qui se manifeste de plus en plus par les signes de la péricardite ordinaire, quelque peu modifiés cependant.

A. — Signes de la péricardite postérieure enkystée.

Il va de soi, comme l'indique le titre de ce paragraphe, que je n'ai eu en vue ici que les signes physiques ; ils relèvent des modes habituels d'examen.

1º *Péricardites latentes*. — Il ne faudrait cependant pas attendre de toutes les péricardites postérieures une révélation absolue et plusieurs resteront toujours *latentes,* à cause du peu de liquide qu'elles ont sécrété. Or, si l'on se rappelle que Sibson a pu affirmer qu'il fallait un épanchement intrapéricardique de 3oo à 4oo grammes pour qu'il pût « tourner » le cœur et se soumettre à l'examen du plan antérieur, combien ne sera-t-il pas vrai de dire que tous les épanchements de quelques dizaines de grammes, protégés qu'ils sont contre l'exploration par la masse même du cœur, resteront toujours insoupçonnés dans la partie postérieure de cette séreuse.

Ce ne sont pas là des épanchements rares, en raison de leur nature : beaucoup constituent en effet de simples abcès de fixation, des abcès clôturaux comme on les appelle parfois, et leur volume se trouve ainsi sous de multiples dépendances, parmi lesquelles il faut citer tout d'abord et le restant d'activité de l'infection primaire et la vigueur réactionnelle de l'organisme. Ainsi dépouillés de signes physiques, ces abcès ne se peuvent plus diagnostiquer que par leurs signes fonctionnels, toujours sujets à caution quand il s'agit du cœur et du médiastin postérieur. Il en a été ainsi dans l'observation suivante de A. Foureur [1].

OBSERVATION V.

Observation résumée. — Catherine B..., 38 ans, vernisseuse, ayant eu 6 enfants, dont 2 vivent encore et n'ayant été autrefois atteinte

---

1. *Sur un cas de péricardite purulente primitive avec examen bactériologique* (A. Foureur. *Revue de Médecine,* 1888, 54 1).

que de variole, est prise subitement, pendant qu'elle travaillait, d'une douleur vive à la région épigastrique et derrière le sternum. Difficulté de la respiration ; la malade se sentait serrée comme dans un étau. Elle garde le lit deux jours chez elle ne se plaignant que de fatigue et d'une vive somnolence. Mais la douleur thoracique étant revenue plus vive, elle se rend à l'hôpital, le 24 mars.

Le 25, dyspnée, point de côté, toux pénible et sèche, langue saburrale, constipation. La percussion de la poitrine ne révèle rien de spécial. Température 40°. Pouls : 120. Râles humides disséminés dans les deux bases.

Le 26, dypsnée un peu moindre, mais la respiration est toujours très accélérée. Température 40°. Pouls : 116. Face congestionnée et cyanosée. Matité de la région précordiale notablement augmentée. Bruits du cœur affaiblis, sans souffles.

Le 27, pouls petit, fréquent, inégal, irrégulier, intermittent, 104. Température 39°,8. Faiblesse extrême, anxiété précordiale ; plusieurs défaillances dans la journée.

Le 28, pouls petit, mou, presque insensible, 120. Température 38,°6. Lèvres et face cyanosées ; extrémités froides. Râles de bronchite dans les deux poumons. Bruits du cœur sourds, affaiblis, sans souffles. Mort en asphyxie après plusieurs syncopes.

Autopsie. — Cadavre cyanosé, rigide. Le péricarde apparaît comme une poche énormément distendue. Il contient plus d'un demi-litre de liquide purulent, verdâtre, fétide, contenant quelques fausses membranes en suspension. Dépôt couenneux, gélatiniforme et fibrineux sur les deux feuillets du péricarde.

Myocarde mou, feuille morte. Valvules saines. Sinus de l'aorte peu développé. Cœur : 340 grammes.

Rien dans les plèvres. Adhérences des poumons aux sommets ; pas de tubercules. Hypostase de la base droite.

Foie : 1516 ; périhépatite. Vésicule distendu ; clolédoque libre. Parenchyme un peu muscade. — Rate petite, molle. — Estomac petit. — Un peu de rougeur dans le voisinage de la valvule iléo-cæcale.

Reins de volume normal, de consistance un peu dure, facilement décortiqués. — Substance corticale un peu brune. — Urine foncée, non albumineuse.

Aucune altération des organes génitaux.

Méninges peu congestionnées. Cerveau normal.

Nombreux microcoques dans le pus du péricarde. Pas de microcoques dans le sang.

Microcoques très abondants dans l'exsudat péricardique. Légère myocardite interstitielle. — Léger degré de cirrhose des espaces portes. — Un peu de néphrite interstitielle de la substance corticale, sans microbes.

Les cultures sur divers milieux démontrent que le micro-organisme, cause de l'infection, est le streptocoque. Inoculé aux animaux, il provoque des péritonites et des phlegmons, de même que lorsque l'inoculation est faite avec les cultures, mais la virulence s'éteint rapidement dans ces cultures.

En résumé, la péricardite était bien primitive, alors que d'habitude elle est secondaire ; elle fut occasionnée par le streptocoque.

2° *Conditions de l'apparition de la péricardite.* — Il est difficile de citer un volume exact d'épanchement à partir duquel les signes physiques deviennent apparents. Ils dépendent, en effet, de l'attitude prise et gardée longtemps par le malade au moment où il faisait sa péricardite postérieure, le décubitus dorsal horizontal favorisant l'épandage du liquide dans la totalité de la séreuse postérieure et, notamment, en arrière du péricarde cardiaque ; la station assise, ou demi-assise, faisant au contraire s'accumuler ce même liquide en arrière de la pointe. L'épaisseur de sa couche est en outre en fonction de la surface cardiaque et dépend par conséquent du développement de l'organe. Les quantités de liquide devenues objectives sont donc en relation avec l'âge, qui commande le volume du cœur. Sans pouvoir être tout à fait affirmatif j'estime, en raison de ce que j'ai vu chez l'adulte, qu'on doit pouvoir diagnostiquer un épanchement postérieur de 200 grammes et peut-être moins, de beaucoup moins que cela certainement chez l'enfant. Voyons donc comment ces épanchements se présentent.

Inspection.

L'*inspection* ne donne rien, ou à peu près, dans les épanchements moyens, non compliqués de congestion pulmonaire et surtout de pleurésie. On ne peut attribuer en effet une grande valeur à l'immobilisation partielle de la cage thoracique, qui résulte aussi bien de toute cause d'atélectasie du poumon et notamment du décubitus dorsal prolongé. Cependant dans les épanchements de 400 grammes il existe, comme j'ai pu l'observer une fois, une déformation de la poitrine dans la ligne axillaire *postérieure*, au point où elle va couper l'insertion diaphragmatique. Elle consiste dans une immobilisation des côtes en ce point, dans un arrondissement accusé de l'angle costal et dans un certain épaississement de la paroi molle, comme on en rencontre au-dessus des abcès profonds, sans œdème toutefois. Cette augmentation locale du volume thoracique est tout à fait différente de celle que provoquent les *petits* épanchements pleuraux, compliquant la péricardite postérieure, car ces derniers n'amènent précisément de résistance thoracique que dans la partie située entre cette même ligne axillaire postérieure et la colonne vertébrale.

Palpation.

La *palpation* est d'un moindre secours encore, mais on ne peut cependant dire qu'elle soit absolument sans profit, car, outre l'appréciation plus exacte de l'arrondissement de l'angle costal, que j'ai signalé tout à l'heure, elle permet de déterminer le siège exact de la douleur éprouvée en arrière par certains malades et de noter qu'il correspond habituellement en hauteur à la projection postérieure du cœur. Mais, comme il n'en va pas de même dans les complications pulmonaires ou pleurales qui accompagnent la péricardite postérieure et que ce sont celles-ci qui commandent la topoalgie, on ne saurait accorder à ce mode d'exploration plus de valeur qu'il n'a réellement.

Percussion.

Le véritable moyen de reconnaître l'existence de la péricardite postérieure est fourni par la *percussion*. Je le considère comme assez important et assez précis pour suppléer, à lui seul, à l'insuffisance des autres et conduire à l'affirmation du diagnostic, que les autres méthodes laissaient en suspens. Il permet d'établir en effet un graphique de matité cardiaque que je considère comme plus sûr, pour la péricardite postérieure, que ne l'est celui de Sibson pour la péricardite antérieure. Je me suis déjà expliqué ailleurs sur cette réserve [1], mais j'y reviendrai encore à propos du diagnostic de la péricardite postérieure, devenue antérieure par son évolution seconde.

1. E. Cassaët, De la valeur séméiologique de l'encoche de Sibson (Congrès de Lille, juillet 1899) et troisième exemple d'encoche de Sibson, sans péricardite avec autopsie (*Communication à la société de médecine et chirurgie de Bordeaux*, 16 juin 1905).

Avant d'entrer dans le détail de sa description, j'estime nécessaire tout d'abord de faire quelques réserves sur l'opinion qui a été plusieurs fois émise à propos de la situation de la plèvre gauche et du poumon par rapport au cœur hypertrophié dans sa masse, ou semblant l'être par le fait d'un épanchement péricardique périphérique. Il n'est pas exact, comme il a donc été prétendu, que le poumon ne soit jamais refoulé au delà de la ligne axillaire antérieure. La compression pulmonaire est fonction de la quantité d'épanchement péricardique, ou de l'hypertrophie du cœur ; elle est fonction aussi de la rapidité avec laquelle s'est fait l'épanchement péricardique, de l'état antérieur de la plèvre qui peut avoir déjà symphysé le poumon ; elle est fonction enfin de l'état du poumon lui-même et de la résistance que peut opposer à la compression son parenchyme condensé par une maladie ancienne, ou de plus récente date, comme nous le verrons dans l'étude des complications.

Mais si l'on suppose un poumon non scléreux, fût-il même un peu congestionné, et surtout non symphysé, on voit toujours ce poumon obéir en proportion de l'effort qu'il supporte et dans la direction qui lui est imprimée par le liquide péricardique, eu égard à l'attitude du malade. Que si celui-ci reste couché durant toute sa maladie, il va de soi que les lignes de déplacement pulmonaire seront autres que lorsque le malade est assis. De même aussi il est indifférent que la plèvre continue à recouvrir le cœur, quel que soit le volume de l'épanchement péricardique, car il s'y produit le plus souvent des adhérences qui en comblent la cavité. Quand, au contraire, elle est le siège d'un épanchement recouvrant partiellement le cœur, nous verrons la conduite à suivre pour éliminer cette cause d'erreur.

De tout cela il résulte que l'épanchement péricardique se dégage du cœur et refoule celui-ci d'autant plus qu'il est lui-même plus abondant et qu'il vient ainsi en contact avec la plèvre, ou peut-être même directement avec la paroi. Mais que la plèvre soit on non surajoutée au cœur, c'est un fait négligeable pour l'exploration de ce dernier, aussi longtemps qu'elle n'est pas elle-même le siège d'un épanchement.

Or, à considérer la manière dont se fait la locomotion pulmonaire, on se rend compte que la languette antérieure devient de plus en plus latérale, jusqu'à se mettre sur le même plan que le bord gauche du péricarde. Puis elle le dépasse en arrière, par le fait de la pression qu'elle supporte sur sa face interne, là où elle constitue le lit du cœur. C'est donc à la place qu'elle occupait tout d'abord que se trouve bientôt le cœur, où il peut être exploré précisément par son *bord gauche et une partie de sa face postérieure*. Mais il ne peut en être ainsi que si le poumon est refoulé en arrière de la ligne axillaire postérieure, ou du moins n'y recouvre le cœur que d'une partie de son parenchyme réduite à une mince épaisseur. C'est donc dans la région axillaire et sur sa ligne postérieure, habituellement inhabitée par le cœur, qu'il faut le rechercher et que doit porter l'effort de la percussion.

Quand le cœur vient ainsi en contact immédiat, ou médiat, avec la paroi, il aborde celle-ci par sa pointe, par son bord gauche, et par une partie de sa face postérieure, arrondie du fait de l'épanchement qui s'y est surajouté. Par suite de son obliquité, il se présente contre elle comme ferait le sommet d'un cône placé comme lui et il en résulte que sa projection de percussion sur cette paroi, son ombre phonique comme on pourrait justement l'appeler, appartient au système des sphéroïdes. *Le graphique du cœur est donc constitué dans cette région par une ligne courbe, représentant souvent plus des deux tiers d'une circonférence, ouverte encore du côté de l'insertion diaphragmatique, parce qu'elle se continue : en arrière, avec la matité propre du poumon congestionné ou de la plèvre où s'est produit un petit épanchement ; et, en avant, avec la face antérieure du cœur, que l'on explore de plus en plus facilement à mesure que l'on quitte la région axillaire postérieure pour suivre cet organe sur le plan antérieur du corps.*

C'est donc cette courbe sphéroïdale du cœur qu'il faut inscrire d'abord et interpréter ensuite, parce qu'elle n'est pas identiquement similaire dans l'hypertrophie et dans la péricardite postérieure, encore que la différence parfois soit minime, comme il doit être, rationnellement, quand un petit épanchement se surajoute à la face postérieure du cœur. Il se présente alors en effet à la percussion par sa seule tranche latérale et l'on peut juger de ce que peut être son épaisseur, si l'on songe que beaucoup de ces épanchements postérieurs ne dépassent pas un volume de 200 centimètres cubes et qu'ils se superposent en réalité à une surface cardiaque qui peut atteindre jusqu'à 150 centimètres carrés. C'est donc une épaisseur de 1 centimètre, ou de deux au maximum, dans l'attitude demi-relevée du malade, que permettra de reconnaître la percussion du plan latéral du thorax. Or, si l'on considère qu'elle se surajoute à celle que donnait déjà le cœur, en se moulant sur elle, on comprendra avec quelle prudence il faudra en apprécier les limites et la valeur, pour ne pas s'exposer au malheur de perforer brutalement le ventricule.

Différencier ces matités constitue donc le point véritablement délicat du diagnostic ; on y arrive de la manière suivante :

a) Péricardite et pleurésie simultanées. — Une première remarque doit être faite tout d'abord, qui m'a été suggérée par l'examen de nombreux malades atteints d'hypertrophie cardiaque sans péricardite, c'est qu'il est extrêmement rare de rencontrer chez eux une projection nette du cœur, sur la ligne axillaire postérieure, du moins quand ils ne présentaient pas simultanément de pleurésie gauche avec épanchement. Le seul fait que cette projection puisse avoir lieu est donc comme un commencement de preuve de la péricardite séreuse.

Cette impression n'est cependant pas suffisante puisque, exceptionnellement, la projection du myocarde seul peut avoir lieu. Pour distinguer ce dernier de l'épanchement, il faut donc tenir compte de plusieurs considérations : 1° tout d'abord de la coexistence ou de l'absence de la pleurésie avec épanchement, puisque, ainsi que je l'ai déjà dit, ce n'est que lorsque le poumon a été comprimé par ces épanchements pleuraux que le cœur vient d'habitude en contact avec la paroi, s'il n'est pas doublé d'une péricardite, à moins qu'il ne soit le siège d'une hypertrophie énorme et qu'il pèse entre 700 et 800 grammes environ.

(b Formes comparatives des graphiques. — La forme du sphéroïde de projection est différente aussi dans l'un et l'autre cas : en cas d'*hypertrophie simple,* la projection se centre

exactement sur l'axe du myocarde et tend à se rapprocher plus de la ligne axillaire antérieure que de la postérieure. La courbe de matité est également moins importante, tant en hauteur qu'en épaisseur, et je n'ai pas vu sa flèche dépasser trois ou quatre centimètres.

Au contraire, dans la *péricardite postérieure,* le graphique de matité se déforme de plus en plus dans le sens antéro-postérieur, d'où il suit que cette matité ne se centre plus sur l'axe du myocarde, mais en arrière et parallèlement à lui. Enfin il faut ajouter que la courbe du myocarde est, pour ainsi dire, fixée dans sa valeur et que celle de la péricardite évolue comme l'épanchement et se présente avec des variantes journalières, quelquefois très marquées. Il y a plus encore. Quand en effet on examine un malade atteint de péricardite postérieure, tout d'abord dans la situation assise ou demi-couchée, et, plus tard, en flexion sur le plan antérieur, on note une différence très nette de la courbe sphéroïdale de son graphique, par rapport à ce qui se passerait si, au lieu d'une péricardite postérieure, il n'avait qu'une grosse hypertrophie du cour.

Dans ce dernier cas, en effet, par suite de la projection en avant du viscère hypertrophié qui se déplace, du fait de l'altitude, suivant son centre de gravité, on voit la région sphéroïdale du graphique disparaître aussitôt, ou du moins s'atténuer considérablement. Il se produit alors quelque chose de comparable au résultat de la manœuvre de Pins.

Au contraire, quand la courbe résulte d'un épanchement, comme celui-ci a doublé le cœur en épaisseur et que ce viscère ainsi agrandi occupe une grande place dans la cavité

CASSAËT. 5

thoracique, la compression qu'il exerce sur le poumon, la réaction de celui-ci, la congestion dont il est habituellement atteint, les adhérences pleuro-péricardiques contractées, sont autant de raisons de fixation de l'organe et, partant, du graphique sphéroïdal qui signale sa présence par rapport à la paroi.

Ces lignes étaient écrites depuis fort longtemps lorsque l'observation suivante, qui leur donne encore plus de force probante, m'est tombée sous les yeux.

OBSERVATION VI.

W. D. MOORE : *Un cas de péricardite singulière (Dublin méd. Presse,* 1862 et *Gaz. méd. de Paris,* 1863). — Obs. I de la thèse de Massip.

Le malade dont il s'agit était entré à l'hôpital pour une pleuro-pneumonie du côté droit, à laquelle succéda une péricardite qui se manifesta au début par les signes ordinaires : bruits de frottement, matité précordiale augmentée et présentant la forme propre à l'épanchement péricardique, absence de choc, etc. Les symptômes suivirent ensuite la marche rétrograde classique, sans que cependant le malade éprouvât une amélioration correspondante dans son état général. Puis on trouva à la base du thorax gauche un bruit de frottement pleurétique auquel se joignit de la *matité en arrière et sur le côté,* avec affaiblissement extrême du bruit respiratoire. En avant, on entendait toujours un bruit de frottement péricardique et plus haut le murmure vésiculaire.

On crut alors se trouver en présence d'un *épanchement pleurétique gauche,* mais l'autopsie démontra qu'il n'en était rien. *La plèvre gauche ne contenait pas une goutte de liquide,* mais seulement quelques fausses membranes. La cavité était remplie en grande partie par le péricarde, *dilaté en une poche volumineuse en arrière du cœur,* contenant une livre et demie d'un liquide trouble, purulent. Le péricarde distendu arrivait en contact avec la plèvre costale et diaphragmatique, et refoulait le poumon en haut et en dedans. En avant, les deux feuillets du péricarde étaient accolés par l'interposition de fausses membranes tomenteuses, épaisses, molles, sans que toutefois ces adhérences eussent atteint un degré avancé d'organisation.

L'erreur de diagnostic avait donc commencé le jour où, la matité précordiale ayant diminué, on avait conclu que l'épanchement commençait à se résorber; en réalité, il se déplaçait seulement et se ramassait dans la moitié postérieure du péricarde où l'on ne pouvait le reconnaître si l'on n'avait diagnostiqué l'adhérence des feuillets du péricarde qui existait en avant.

Signification des ondulations de la paroi.

J'ai pu noter un autre bon signe différentiel, en comparant deux cas opposés, dont les graphiques sont adjoints à ce travail, l'un d'hypertrophie simple, l'autre d'hypertrophie due à un rétrécissement mitral mais compliquée d'une péricardite séreuse. J'ai retrouvé ultérieurement les mêmes différences dans ce dernier cas, suivant qu'on examinait le malade avant ou après la ponction du péricarde, il a donc une valeur indiscutable. Il consiste dans le fait que, dans l'hypertrophie, on sent des ondulations de la paroi, par soulèvement ou retrait, dans *toute l'étendue de la zone de matité,* tandis que si l'on est en présence d'une péricardite enkystée, le même choc n'est *ressenti que sur la partie antérieure de la matité* du moins en tant que choc énergique et direct.

Signification des déplacements du cœur.

Le cœur paraît ainsi *trop petit* pour cette matité et l'on a la même impression que lorsque, percutant un cœur sur le plan antérieur du thorax, on le trouve cependant situé bien au-dessus de la limite inférieure de la matité de l'épanchement. Dans ce dernier cas il est remonté ; dans là péricardite postérieure, il est tout d'abord projeté en avant. Plus tard, comme nous le verrons, il peut être aussi *surélevé* et c'est l'un des bons signes de la péricardite postérieure, qui n'a pas encore tourné et n'est pas devenue antérieure. Il va toutefois sans dire que la sensation du choc cardiaque peut disparaître aussi bien de la région axillaire postérieure, que de son siège habituel sur le plan antérieur, quand la péricardite est d'une extrême abondance et que la pointe se noie dans le liquide ; mais c'est là une complication rare, en raison du fait connu que les péricardites postérieures ne le sont que par suite des adhérences qui limitent le liquide et restreignent son épanchement.

Ponction exploratrice.

La difficulté de ce diagnostic différentiel peut cependant persister malgré toutes ces considérations. Si la tolérance cardiaque diminue et que les phénomènes de compression augmentent, il peut être indispensable cependant d'avoir une opinion arrêtée à brève échéance, ou au moment même de l'examen. La certitude de l'épanchement est dès lors fournie par la paracentèse du péricarde. En agissant par la voie postéro-latérale, il n'y a pas de risques en effet que le trocart rencontre d'abord le cœur avant d'atteindre l'épanchement, qui est au contraire complètement recouvert par lui quand on l'aborde par le plan antérieur. S'il pénétrait dans cet organe par la voie que je préconise, c'est que la ponction ne serait pas faite suivant les règles qui conviennent. Ces règles, les voici :

Après avoir reconnu les épanchements pleuraux, qui compliquent parfois la péricardite et les avoir ponctionnés de manière à faciliter l'exploration du cœur, le graphique de matité de celui-ci est *rigoureusement* inscrit. Sur la partie de ce graphique qui regarde la colonne vertébrale et à peu près à son point déclive, on introduit tout d'abord l'aiguille d'une seringue de Pravaz. La ponction doit avoir lieu sur la *ligne même* qui limite la matité, de manière que le cœur ne puisse être traumatisé; l'aiguille est alors conduite *parallèlement à la face postérieure du cœur*, ce qui s'obtient en tendant à la faire parvenir vers la partie antérieure des corps vertébraux.

Cette précaution de ponctionner sur la *ligne même* de matité est quelquefois impossible à réaliser, à cause de la présence d'une côte dans cette région. Or l'épaisseur de celle-ci est souvent suffisante, si l'on n'en tient compte, pour rejeter l'aiguille en plein myocarde ; mieux vaut donc essayer de tourner l'obstacle en passant sur un autre point de la même verticale, c'est-à-dire au-dessus ou au-dessous du point choisi.

Il faut bien dire du reste que lorsqu'une ponction est effectuée avec ces précautions et un instrument de ce calibre, elle ne risque pas d'amener de complications graves, même si le cœur était piqué ; ce sont, seuls, les gros instruments et les grandes pénétrations qui sont à redouter. Quoi qu'il en

soit, si la péricardite est reconnue et que le liquide vienne
par l'aspiration, il en faut profiter aussitôt pour l'évacuer,
au besoin par un autre trocart ; mais en se rappelant que
l'espace utile de pénétration n'est, quelquefois, que de quelques millimètres et que le second instrument doit aussi pénétrer parallèlement au premier et non à la place de celui-ci
de peur de n'en plus suivre la même direction.

On obtient par toutes ces recherches des résultats compa-
rablés à ceux qui sont notés dans les observations suivantes.

Observation VII.

Marie G..., 59 ans, entre dans mon service au milieu de février
1908 parce qu'elle était extrêmement oppressée. Elle est effective-
ment œdématiée, pour ainsi dire, dans la totalité de son tissu cellulaire. Ses jambes sont énormes, la gauche surtout, dont la coloration
est beaucoup plus cyanotique que celle de la droite ; dont le refroidissement est également plus marqué, par suite d'une thrombose de
la fémorale. Son ventre est distendu et retombe en tablier sur le
haut des cuisses ; l'ascite est importante, la paroi thoracique présente de gros bourrelets dans les points déclives. Enfin, il existe
une bouffissure bleuâtre de la face, avec protusion des globes oculaires, qui témoigne de l'extrême gêne de la circulation.

A l'examen des organes on note l'hypertrophie douloureuse du
foie, qui descend de quatre à cinq travers de doigt au-dessous des
fausses côtes ; une énorme hypertrophie du cœur ; une obscurité
respiratoire assez marquée des deux côtés de la poitrine et surtout
du gauche, où le silence est complet à la base.

La percussion de cette région permet de limiter du reste une
bande de matité couchée sur les insertions diaphragmatiques, à
convexité inférieure très marquée dans la ligne la plus basse et
depuis la colonne vertébrale, puis, relevée à 9 centimètres de celle-ci,
de manière à constituer un petit dôme de 2 centimètres de flèche et
6 centimètres d'ouverture inférieure. La terminaison axillaire de ce
dôme se fait sur le même niveau que son origine vertébrale, puis, au

fur et à mesure que l'on se dirige vers l'aisselle, la ligne se relève à nouveau brusquement en constituant une seconde courbe de 3 centimètres d'élévation qui se perd peu à peu obliquement vers la région sous-mamelonnaire, où elle se confond avec celle du myocarde.

Or, quand on percute celui-ci en avant, on le voit constituer une

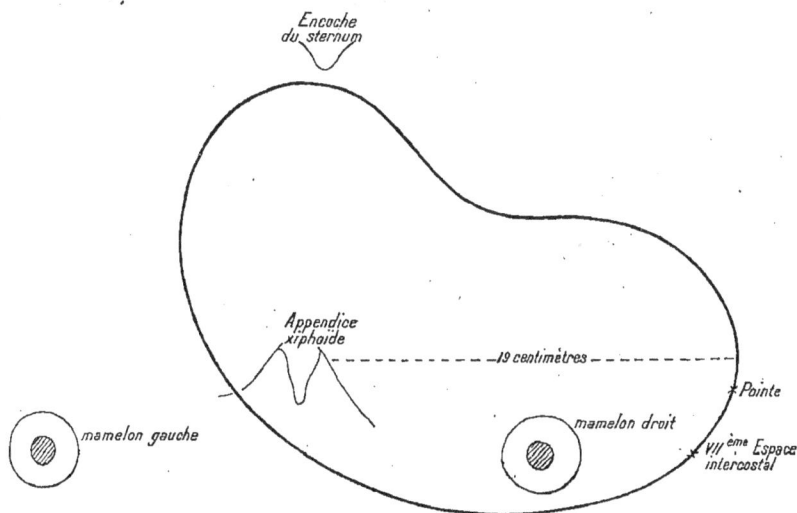

Exemple d'*Encoche de Sibson sans péricardite* dans un cas d'énorme dilatation du cœur, avec congestion pulmonaire bilatérale, hydrothorax gauche de 200 grammes et droit de 750 grammes. Du fait de la ponction des deux hydrothorax l'encoche a disparu et le cœur s'est considérablement réduit.

M. G., 27 février 1908.

matité très étendue, coupée sur son bord gauche d'une grande encoche de Sibson. Malgré la présence de celle-ci et malgré aussi les signes circulatoires qui semblaient devoir se rapporter presque avec certitude à une péricardite avec épanchement, je crois pouvoir affirmer à mes élèves la non-existence de celle-ci. Je m'appuie dans ce diagnostic tout d'abord sur la forme de la courbe de matité, « dont le premier soulèvement est manifestement d'origine pleurale » et rappelle certaines courbes paraboliques de Damoiseau, et dont le second est manifestement cardiaque.

Je nie dans ce dernier la présence du liquide malgré l'encoche de Sibson antérieure, parce que je trouve son soulèvement trop brusque pour ne pas appartenir en propre au cœur; sa largeur insuffi-

M. G. 28 mars 1908. — Même malade que celle de l'encoche de Sibson
sans péricardite (fig. précédente).

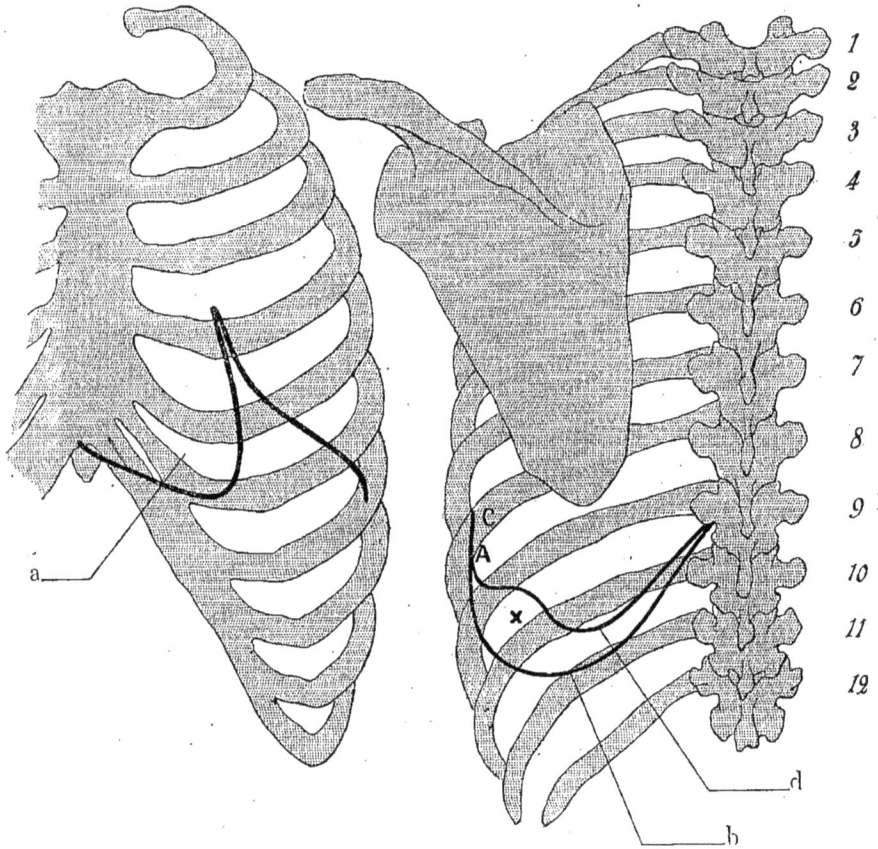

Schéma déroulé des faces postérieure et antérieure du thorax (côté gauche).

a. Situation du cœur dans le décubitus horizontal.
b. Dénivellement inférieur de l'épanchement.
c. Situation du cœur dans la situation assise. La croix (×) indique l'emplacement de la ponction.
d. Courbe de l'épanchement pleurétique avant la ponction.

Dans ce schéma il est facile de se rendre compte que la courbe de matité pleurétique, en se continuant au point A avec la courbe sus-jacente, ne peut dénoter la coexistence d'un épanchement simultané de la plèvre et du péricarde, car, s'il y avait eu à la fois péricardite et pleurésie, on n'aurait pas constaté l'isolement, du fait du changement d'attitude, des deux courbes cardiaque et pleurale qui se continueraient, quelle que fût cette attitude. — Pour que le cœur se mobilisât, comme il faisait dans les attitudes assise et couchée, il fallait qu'il fût libre de toute symphyse et il n'en est point ainsi dans les péricardites postérieures. — Du reste, une ponction en C permit d'affleurer exactement le myocarde.

sante pour un épanchement; que je constate dans toute son étendue la projection du cœur contre la paroi et, pour démontrer la réalité de tous ces faits, je pratique une première ponction. Je choisis pour la faire le centre géométrique de la courbe pleurale et enlève ainsi 250 grammes jusqu'à assèchement complet : la quantité obtenue est du reste largement suffisante pour expliquer la totalité de la matité qui était, nous l'avons vu, peu importante.

Le dôme pleural s'affaisse alors complètement et fait place à une matité de convexité inverse, c'est-à-dire inférieure, et suivant la ligne d'insertion diaphragmatique. Le cœur est aussitôt modifié dans son encoche de Sibson qui se comble; mais la matité postérieure du même organe reste intacte, non modifiée par l'opération. Pour bien prouver qu'il n'y existe pas de liquide, je fais aussitôt et avec la plus grande prudence, sur *l'extrême limite de la matité*, une seconde ponction avec une Pravaz à longue aiguille : aussitôt que l'instrument franchit les espaces intercostaux il est animé de battements synchromes au pouls qui témoignent de sa pénétration dans le myocarde. Il n'y avait donc vraiment pas de liquide.

L'existence de l'encoche de Sibson et sa disparition subséquente par l'évacuation du liquide pleural, ne témoigne du reste aucunement en faveur d'une péricardite, depuis que j'ai démontré, même par des autopsies, ainsi que je l'ai dit plus haut (voir les index bibliographiques), que l'encoche de Sibson n'était pas, comme on l'avait cru, le signe pathognomonique de la péricardite avec épanchement. Elle peut en effet exister aussi dans les grosses hypertrophies (et j'y comprends aussi les dilatations) cardiaques, à la condition qu'elles s'accompagnent de pleuro-congestion pulmonaire du même côté. La base du poumon plonge en ce cas dans le liquide, mais, comme elle est incompressible du fait de sa propre congestion, elle conserve au poumon tout son volume et celui-ci s'élève ainsi dans la cage thoracique. Il s'adapte le plus possible aux espaces restés libres dans les sinus pleuraux et se superpose partiellement au cœur distendu. La matité volumineuse de ce dernier se trouve ainsi coupée d'une encoche de sonorité, l'encoche de Sibson.

OBSERVATION VIII.

La seconde observation est beaucoup plus nette encore, mais dans un autre sens, puisqu'elle est l'indice d'une péricardite postérieure avec épanchement[1].

Il s'agit d'une femme de 34 ans, entrée dans mon service le 16 décembre 1904, pour de la dyspnée et de l'œdème des membres inférieurs dont le début remontait à huit jours ; mais, déjà à 27 ans, elle avait présenté les mêmes accidents par suite d'un refroidissement. Elle signalait antérieurement la chorée à 7 ans ; des rhumatismes articulaires de six mois de durée, mais sans complications cardiaques à 18 ans ; la variole, avec œdème et albuminurie durant sa convalescence, à 22 ans ; un accouchement sans éclampsie, à 23 ans. Lors de ses œdèmes, à 27 ans, elle resta trois ans malade à l'hôpital, mais en sortit assez améliorée pour n'avoir que quelques interruptions de validité pendant 2 ans.

Mais aujourd'hui elle est en pleine asystolie ; son cœur est arythmique et tachycardique sans souffle, et d'un volume considérable ; les jugulaires sont distendues. Pouls veineux avec cyanose des extrémités et volumineux œdème des jambes et des cuisses. Dyspnée extrême : 68 inspirations à la minute. Hydrothorax double, mais peu considérable à droite, limité des deux côtés par une ligne de Garland nette. Foie considérable, rate volumineuse ; pas d'ascite. Urines rares et albumineuses.

Les phénomènes dyspnéiques ayant augmenté le lendemain, les courbes de matité sont revisées, surtout du côté gauche, et inscrites avec soin. Elles sont constituées par deux lignes sinueuses soudées sur la ligne axillaire postérieure, ou plutôt même un peu en arrière d'elle. La première part de la colonne vertébrale, à peu près de la partie inférieure de la dixième dorsale, puis elle s'élève en s'éloignant de la masse osseuse de plus en plus obliquement en dehors, de manière à traverser deux espaces intercostaux, ayant ainsi formé le triangle de sonorité de Garland le long de la colonne vertébrale. Elle s'infléchit ensuite en créant une courbe d'assez grand rayon et s'abaisse sur la ligne axillaire postérieure où je comptais la voir former la seconde dépression habituelle de la courbe de Garland. Mais là, elle se soulève tout d'un coup, au contraire, en une nouvelle courbe dont la flèche dépasse sensiblement la première, d'une plus grande étendue aussi, témoignant ainsi de la superposition dans

---

1. Communication faite à la *Société de médecine et chirurgie de Bordeaux*, le 27 janvier 1905, avec mon interne M. H. Lefèvre.

cette région d'une autre cause de matité à celle qui occasionnait la première.

En poursuivant dans le creux de l'aisselle d'abord, sur la ligne axillaire antérieure ensuite et, enfin, sur le devant de la poitrine, la même matité, je la vois se confondre sans interruption avec celle

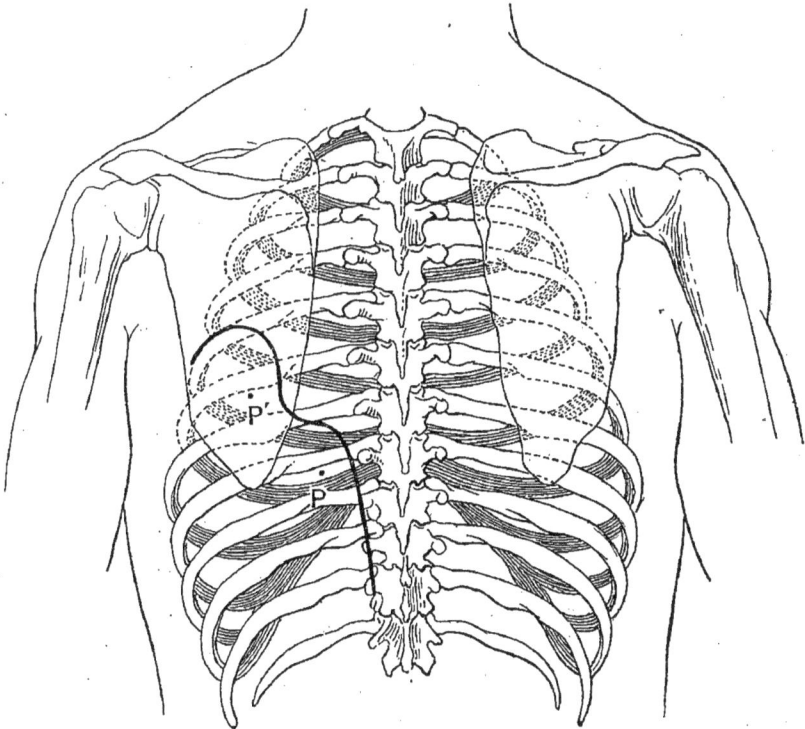

Interprétation : ligne sinusoïdale composée de deux courbes juxtaposées correspondant : en P à la ponction de la plèvre ; en ·P′, à la ponction postérieure du péricarde, laquelle seule a ultérieurement entraîné en avant la disparition de l'encoche de Sibson. Diagnostic : péricardite postérieure.

qui vient du cœur hypertrophié. J'en conclus que cette seconde matité est d'ordre cardiaque mais, au lieu de la rapporter au myocarde seul, j'estime en raison de son étendue, de sa hauteur et de son déjètement postérieur, que le cœur doit être doublé d'un épanchement péricardique postérieur.

Je dis *postérieur*, malgré les symptômes présentés par la malade dans la région précordiale. En effet, quand on examine le viscère par ce côté, on le voit très fortement angmenté de volume et en outre il présente une encoche de Sibson assez profonde ; mais quand on recherche les relations du bord droit du cœur et de la matité, on voit qu'ils se confondent absolument dans leurs limites inférieures et latérales. Les battements sont sourds, il est vrai, irréguliers, presque embryocardiques, comme dans les fortes compressions cardiaques, mais ils se perçoivent dans toute l'étendue de la matité avec les mêmes caractères.

De plus, la pointe bat à 21 centimètres de la ligne médiosternale, 16 centimètres de la colonne vertébrale, 11 centimètres de la crête iliaque, en arrière de la ligne axillaire postérieure. Enfin les initiales de courbes du cœur, prises d'abord dans son pédicule et ensuite sur ses bords, conduisent exactement au siège de la pointe, de sorte qu'il est certain que la figuration de la matité, non plus que l'encoche de Sibson, ne relèvent d'un épanchement péricardique antérieur. Je les attribue donc à la dilatation cardiaque par le mécanisme de la pleurésie concomitante, que j'ai déjà invoqué.

Pour élucider définitivement la raison de la courbe cardiaque postérieure, surajoutée à celle de la pleurésie, et savoir si elle répond exactement à un épanchement postérieur, ou ne relève que du myocarde seul, je décide d'évacuer tout d'abord la pleurésie elle-même, ce qui me permettra de juger de l'action que pouvait avoir son liquide sur la production de la dypsnée. Je pratique donc, dans le centre de figure de la matité pleurale, c'est-à-dire à 7 centimètres de la colonne vertébrale une ponction qui me donne 450 grammes de liquide séro-fibrineux. La malade en est soulagée au point de vue respiratoire, mais le cœur reste toujours affolé, ses bruits sont toujours assourdis, irréguliers et désordonnés, les jugulaires sont encore distendues ; la matité cardiaque ne change pour ainsi dire pas. La situation ne peut rester telle sans dangers.

Deux jours après la ponction pleurale, j'ai comme objectif d'examiner le liquide que j'estime se trouver en arrière de la pointe, au point de coïncidence des matités pleurale et cardiaque, c'est-à-dire à 14 centimètres de la colonne vertébrale et 23 centimètres de la ligne médio-sternale et je retire 500 grammes de liquide séro-fibrineux. La malade est immédiatement soulagée. Je la percute aussitôt et constate un changement notable de la matité précordiale, d'où l'encoche de Sibson disparaît entièrement; du reste, la ligne inférieure de matité se relève aussi d'une manière sensible, tandis que ce qui restait de la matité pleurale est toujours dans le même état. Les résultats sont donc inverses de ce qu'ils avaient été pour la première ponction.

Marguerite Bréd..., 34 ans. Décembre 1904.

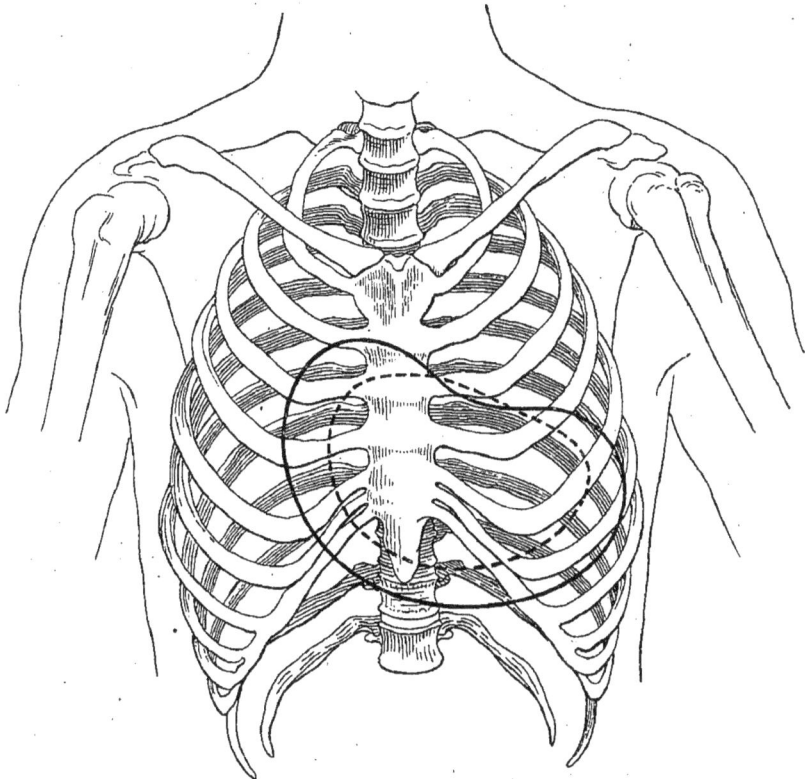

Interprétation : la ligne pleine est celle de l'encoche de Sibson avant la ponction péricardique postérieure et après la ponction pleurale. — La ligne brisée montre la disparition de l'encoche du fait de la ponction péricardique et la réduction du cœur.

Le lendemain, l'amélioration cardiaque se fait encore plus complète ; le cœur se calme, les battements sont plus réguliers et mieux frappés, la cyanose et la distension des jugulaires disparaissent, l'œdème s'atténue. Cependant, comme la matité du cœur est toujours fort étendue, encore que diminuée, sur la ligne axillaire postérieure, je pratique, en cas de reproduction partielle du liquide une ponction exploratrice à l'affleurement de la pointe du cœur, c'est-à-dire à 15 centimètres et demi du rachis, soit *un centimètre et demi plus en dehors que la première fois*, un peu plus loin qu'il n'eût été désirable, à cause du voisinage d'une côte. Je pénètre prudemment, mais mon aiguille est bientôt animée de battements synchromes à ceux du pouls : je suis donc dans le myocarde et il n'y a plus de liquide péricardique.

23 janvier 1906. — Marguerite Bréd.

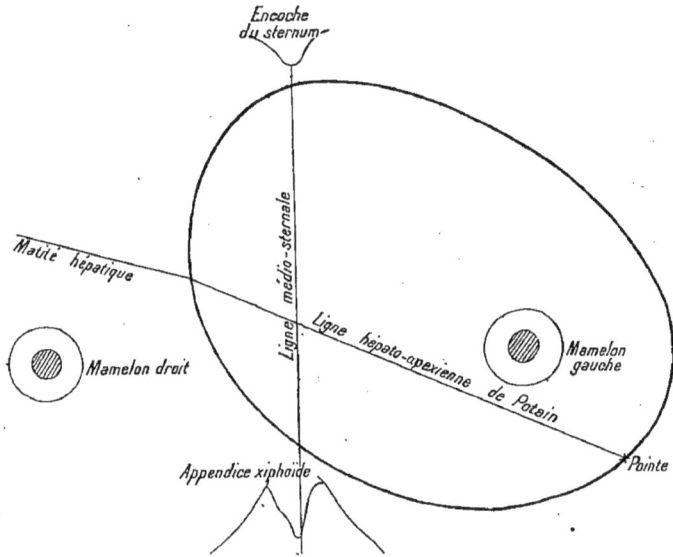

Péricardite postérieure. Projection antérieure du cœur symphysé.

Mais, comme dans la base gauche persistent tous les signes d'un épanchement pleural, reproduit depuis sa première évacuation, j'en fais à nouveau l'aspiration en agissant à 9 centimètres de la colonne vertébrale, c'est-à-dire 5 centimètres plus en dedans que pour le cœur et dans le huitième espace au lieu du septième et je retire 500 grammes de liquide que je conserve comme il a été fait pour le précédent et pour le faire analyser comme lui. La courbe de matité pleurale descend aussitôt de 3 centimètres, mais celle du cœur ne se modifie pas. Depuis ce moment l'épanchement pleural ne se reproduit plus, l'état de la malade s'améliore de jour en jour, le rythme cardiaque redevient normal, mais la matité cardiaque reste toujours très étendue. L'albuminurie cesse, la diurèse augmente dans de fortes proportions et les œdèmes se résorbent; le foie et la rate reprennent leurs dimensions normales. L'asystolie est donc guérie, la malade ne restant plus qu'une cardiaque avec un souffle de rétrécissement mitral.

Quelques jours après, dans un examen de contrôle de son état, alors que les deux bases paraissent redevenues complètement perméables, je note sur le point même où la ponction péricardique avait été faite, une plaque de frottement de retour, de 5 centimètres de diamètre environ, sec, râpeux et rythmé régulièrement par le cœur et dénotant bien l'assèchement complet du péricarde. Il ne peut être confondu avec un frottement pleural, existant d'ailleurs dans le voisinage, en raison de la différence de timbre et parce que celui-là seulement que j'attribue au péricarde persiste en dehors des mouvements respiratoires. Le frottement dure une quinzaine de jours, puis il disparaît sous l'influence de la médication révulsive. La malade sort bientôt de l'hôpital, ne gardant plus de sa maladie que son gros cœur, diminué cependant sensiblement.

L'analyse des deux liquides a été faite par M. Lemaire, pharmacien de l'hôpital Saint-André. Elle a donné les résultats suivants :

Liquide péricardique.

Volume total. . . . . 500 cm³.

Liquide jaune citrin, mousseux, limpide, légèrement alcalin.

Sédiment assez volumineux, blanc-rougeâtre, avec flocons fibrineux, renfermant des cellules endothéliales, quelques-unes en placards, bilobés, des leucocytes et des hématies.

Densité à 15°. 1011
Résidu total par litre . . 26ᵍʳ,574
Matières organiques. . . 18 ,574
Albumine. . . . . . 27 ,10
Fibrine. . . . . . . 0 ,074
Glucose environ . . . . 0 ,85
Urée. . . . . 0 ,16
Sels minéraux, par litre. 8 ,00
Chlorures . . . . . . 4 ,10

Liquide pleurétique.

Volume total. . . . . 450 cm³.

Liquide jaune citrin, mousseux, limpide, légèrement alcalin.

Sédiment assez abondant, blanc-rougeâtre, renfermant un volumineux coagulum fibrineux, des cellules endothéliales nombreuses, souvent réunies en placards, des hématies et des leucocytes.

Densité à 15°. 1012
Résidu total par litre . . . 31ᵍʳ,02
Matières organiques. . . 22 ,02
Albumine. . . . . . . 20 ,57
Fibrine . . . . 0 ,29
Glucose, quantité inférieure à 1 gr.
Urée, très faible quantité.
Sels minéraux, par litre. . 9 ,00
Chlorure. . . . . . . 3 ,65

Ces deux liquides sont donc tout à fait différents et ne proviennent pas certainement de la même poche. Ce fait joint aux constatations déjà signalées que la ponction pleurale, d'abord, ne diminuait en rien la pression supportée par le cœur et, secondairement, que la ponction péricardique ne modifiait aucunement le graphique de matité pleurale, tout en faisant disparaître les accidents cardiaques, constituent un ensemble de preuves indiscutables que deux collec- tions différentes, l'une péricardique, l'autre pleurale, ont bien été évacuées. Cela démontre, par voie de conséquence, que les signes objectifs qui ont été attribués à chacune d'elle, lui appartiennent bien en propre et qu'on peut faire fond sur eux. Je les rappelle briève- vement :

1° La première ponction n'améliore que l'état pleural ; elle est sans action sur l'état péricardique ;

2° La seconde ponction fait disparaître aussitôt l'encoche de Sib- son ; elle améliore considérablement le fonctionnement cardiaque et fait cesser la compression de ce viscère ;

3° Les liquides extraits des deux séreuses sont de composition différente ;

4° Les courbes de matité sont modifiées diversement par les ponctions :

a) la première ne modifie la matité que le long du rachis, la ma- tité cardiaque restant constante. La matité para-rachidienne était donc pleurale ;

b) la seconde modifie immédiatement la matité cardiaque, mais ne transforme pas celle de la pleurésie, qui s'était reproduite à ce mo- ment ; il existait donc une matité péricardique, superposée à la matité cardiaque ;

c) la troisième ponction n'agit que sur cette courbe d'hydrotho- rax. Elle était donc encore pleurale ;

5° Il se produit deux frottements de retour, savoir : 1° un frotte- ment pleural, large, provoqué par la respiration ; 2° un frottement péricardique limité au voisinage de la ponction du péricarde, seul rythmé par le cœur, et persistant même quand la respiration est suspendue ;

6° Enfin la seconde ponction cardiaque, faite dans une région plus rapprochée de la pointe de 1 centimètre et demi, pénètre dans le myocarde et indique ainsi qu'on était à la zone d'affleurement du cœur lors de la seconde ponction péricardique et que c'était bien dans cette étroite région qu'il fallait passer pour évacuer le liquide du péricarde.

Quelques mois après cette grave maladie, Marguerite B..., sous l'influence d'un coup de froid, est prise d'une pleuro-congestion pulmonaire droite, mais ce nouvel accident guérit sans influencer son cœur qui reste atteint, comme après la première maladie, du seul rétrécissement mitral initial. Rien de nouveau ne se produit en effet du côté du péricarde qui reste définitivement guéri.

Méthode de percussion d'Ewart.

A côté de ce mode de percussion que je viens de préconiser, je dois signaler aussi la méthode d'Ewart[1], que je considère susceptible de donner quelques bons résultats dans les grands épanchements péricardiques. Cet auteur conseille de percuter de chaque côté des trois dernières vertèbres dorsales, pour y rechercher une matité bilatérale, correspondant à la projection postérieure de la séreuse agrandie. Depuis que ce travail a été fait, d'autres matités analogues ont été signalées dans la même région, qui ne sauraient être attribuées au péricarde et pourraient provoquer une erreur de diagnostic. J'y reviendrai plus tard quand je ferai l'analyse des divers symptômes et que j'étudierai leur valeur respective et leur signification.

Auscultation.

1° *Dans la péricardite sèche.*

Quand la péricardite est sèche, l'auscultation décèle des *frottements* qui doivent soit rester définitifs, soit disparaître,

---

1. Ewart, Clinic Society of London. *British medical journal.* mars 1896.

quand les frottements de retour sont consécutifs à l'évacuation de l'épanchement. J'ai démontré ailleurs que lorsque ces frottements étaient primitifs, ils ne devaient se rattacher le plus souvent au brightisme, ce qui est encore un
moyen assez important de les reconnaître.

Ils se différencient des frottements pleuraux, outre leur
profondeur, leur siège postéro-latéral exclusif, leur timbre,
le fait qu'ils sont rythmés seulement par le cœur et non in-
fluencés par la respiration, par leurs *directives* de propagation, distinctes des directives de propagation des frottements
pleuraux. — Ceux-ci, comme l'avait déjà dit Laënnec, sont
des bruits de va-et-vient actionnés par les mouvements du
poumon, et suivent leur fortune ; c'est dire qu'ils sont alter-
nativement descendants et ascendants, pendant l'inspiration
et l'expiration, suivant la ligne oblique qui représente à peu
près la direction des espaces intercostaux. Ils partent donc
de la région para-vertébrale, augmentent dans la région de
l'aisselle et progressent jusqu'à devenir antérieurs à un niveau de beaucoup inférieur à celui de leur point de départ.
Ils tendent donc à se rapprocher de la *verticale*.

Les frottements péricardiques au contraire ont une surface
de développement beaucoup moins grande le plus souvent
et des lignes de propagation en relation avec les mouvements
de translation cardiaque. Or, ceux-ci s'effectuent sur un axe
presque perpendiculaire à celui du corps, en raison de la
rotation que fait de gauche à droite ce viscère quand il se
contracte. Les frottements péricardiques croisent alors la direction de ceux de la plèvre et ce n'est que dans les points où
ils se superposent qu'ils deviennent fort difficiles à reconnaî-

tre, si l'on ne prend pas soin d'arrêter la respiration et de la faire recommencer ensuite, dans le but d'apprécier ce qui, dans ces bruits, revient à l'une ou à l'autre des deux séreuses.

2° *Dans la péricardite avec épanchement.*

Quand la péricardite a occasionné un *épanchement* postérieur, les signes d'auscultation sont en raison de la quantité du liquide sécrété ; mais, pour ce qui a trait à la séreuse elle-même, ils deviennent indistincts, sauf dans les parties qui circonscrivent le liquide. Ainsi que je l'ai relaté, par exemple dans l'observation de péricardique post-typhique (obs. II), la zone marginale du liquide, celle où se fera l'enkystement, est le siège d'une simple péricardite plastique (Déjà il est vrai, elle pouvait être le résultat d'une première atteinte depuis longtemps éteinte).

C'est pour cela qu'il se produit dans cette zone marginale des frottements dont la caractéristique est d'aborder la face antérieure du cœur, à peu près simultanément par ses deux bords, actionnés qu'ils sont par l'épanchement rétro-cardiaque. J'estime que cette bilatéralité du frottement, son développement rapide, son apparition postéro-antérieure et sa disparition rapide en sens inverse sont de bons signes de péricardite postérieure. Quant au liquide il n'entraîne, au point de vue de l'auscultation pure, qu'un assourdissement postérieur des bruits du cœur et un grand nombre de signes fonctionnels, que nous retrouverons plus tard, et qui relèvent de la compression des organes du voisinage.

On verra par l'observation suivante l'importance que peuvent avoir, pour le diagnostic, ces frottements de la région marginale du cœur.

OBSERVATION IX.

Péricardite purulente primitive, limitée à la partie postérieure du cœur. — Deux paracentèses infructueuses, par MM. B. Lyonnet et C. Maurice (*Province médicale,* Lyon, 1897, XI, 458).

Nous avons eu récemment l'occasion d'observer, dans le service de M. le Pr Renaut, une malade atteinte de péricardite. Le diagnostic fut porté du vivant de la malade et, pensant à la présence d'un épanchement, nous fîmes, à deux reprises, la paracentèse du péricarde, mais sans succès. L'autopsie nous montra la cause de notre échec. Il y avait dans le péricarde une collection purulente, mais elle était limitée à la partie postérieure.

Voici, du reste, l'observation de notre malade.

C... Jeanne, 61 ans, ménagère, née à Rigney (Doubs), demeurant à Lyon, entrée le 26 juillet à l'Hôtel-Dieu, salle des 3es femmes, n° 33, service de M. le Pr Renaut, suppléé par M. Lyonnet.

Antécédents héréditaires. — Père mort d'un refroidissement, mère morte d'un néoplasme rectal.

Cinq frères ou sœurs, quatre sont morts jeunes, une sœur morte à 55 ans d'une affection abdominale.

Antécédents personnels. — Pas de maladies dans l'enfance. Réglée à 13 ans, régulièrement. Ménopause à 44 ans.

Mariée, elle n'a pas eu d'enfants, à vingt-cinq ans elle a eu une attaque de rhumatisme articulaire aigu généralisé. Elle a eu une seconde attaque à 60 ans seulement.

Début et marche de l'affection actuelle. — Depuis quatre mois, la malade a un mauvais état général, elle a des douleurs dans les articulations, des névralgies. Elle a été traitée au dispensaire par de l'iodure de potassium et de l'antipyrine.

État à l'entrée. — La malade se plaint d'oppression, d'anorexie ; elle a une faiblesse considérable.

Le facies est pâle ; il n'y a pas de tuméfaction des paupières. On trouve des traces de rhumatisme chronique aux doigts. Aux membres inférieurs un peu de tuméfaction élastique ; il y a des varices cutanées.

La pression circulaire sur les jambes est douloureuse.

L'examen des organes révèle les signes suivants :

Au cœur. — On délimite mal la pointe, qu'on ne peut arriver à percevoir d'une façon nette, même en faisant asseoir la malade.

Les bruits du cœur sont réguliers mais bien sourds à la pointe. A la base et vers le bord gauche du sternum, on entend un frottement péricardique bien net. Aucun signe de lésions d'orifices, ni de valvules.

Le pouls est à 92, sans modification quelconque.

On ne trouve aucun signe anormal à l'examen des veines du cou.

Aux poumons. — On a de la matité de chaque côté dans le tiers inférieur des poumons, avec diminution des vibrations ; pas d'ampliation du thorax.

A l'auscultation on perçoit, aux deux temps de la respiration, dans les régions de la matité, un souffle très net.

Dans la région axillaire droite on entend quelques frottements.

La malade a de la dyspnée, 44 respirations à la minute. Aux autres organes, rien d'anormal.

28 juillet. — La température monte progressivement : le 27 elle était de 39° le matin, de 39°,7 le soir ; le 28 elle est de 39° le matin, mais de 40°,2 le soir.

29 juillet. — Pour tâcher de se rendre mieux compte de la matité précordiale, et pour éliminer les signes qui peuvent être dus à l'épanchement pleural, on pratique une thoracentèse du côté gauche avec l'aspirateur Potain.

La ponction se fait difficilement, il faut enfoncer très peu la canule pour avoir du liquide. On retire seulement de 250 à 300 grammes d'un liquide d'aspect louche, mais non franchement purulent.

Examinée au microscope : globules rouges et globules blancs en petit nombre. Quelques rares diplocoques mais ne paraissant pas être des pneumocoques.

2 août. — On fait une nouvelle ponction dans la plèvre gauche. On retire 300 grammes environ d'un liquide semblable au précédent.

4 août. — On entend toujours le frottement péricardique bissacadé qui a son maximum dans le 4e espace, à gauche, à 1 centimètre du bord gauche du sternum.

Les bruits du cœur sont un peu mieux perçus ; il ne paraît pas y avoir d'augmentation bien nette de la matité précordiale. La matité cardiaque semble bien se terminer en bas à l'endroit où les bruits du cœur sont maximum.

L'état général est un peu meilleur. La température varie dans les environs de 39°.

5 août. — La dyspnée est plus forte, le frottement est diminué beaucoup, il semble que les bruits s'affaiblissent à la pointe. On ne sent toujours pas le choc du cœur. Le pouls est petit, mais régulier. La malade est couverte de sueurs.

On pense qu'il doit y avoir de l'épanchement dans le péricarde, bien que la matité n'ait pas sensiblement augmenté. Avec une petite seringue de 4 centimètres et une longue aiguille en platine iridié, préalablement portée au rouge, on essaye de pénétrer dans le péricarde.

La peau est soigneusement désinfectée, et on introduit à deux reprises l'aiguille de la seringue.

La première fois on ponctionne dans le 5e espace, sur la ligne mamelonnaire, à 2 ou 3 centimètres, et on ne retire rien.

La seconde fois, on ponctionne un peu plus haut, dans le 4e espace et un peu plus en dedans, même insuccès.

13 août. — L'état général devient de plus en plus mauvais. La malade a une violente dyspnée, la température s'élève et atteint le soir 40°,2.

L'épanchement paraît peu abondant à gauche, à droite on entend toujours du souffle, et on a de la matité.

17 août. — La malade succombe.

L'autopsie est pratiquée le lendemain matin. Les plèvres sont vides de liquide. Il y a de légères adhérences. Les poumons sont congestionnés, mais surtout le poumon droit à la base.

Une fois les poumons sortis, on sent, en pressant le cœur, que la partie postérieure est molle, fluctuante. Une fois cet organe sorti, on constate que le péricarde est fortement adhérent en avant, on ne le sépare qu'avec peine, et on trouve alors, sur les deux feuillets de la séreuse, un aspect ressemblant un peu à la tartine de beurre.

En arrière, on trouve une collection purulente d'environ 50 à 60 grammes. Il s'agit d'un pus tout à fait net, d'une couleur jaune verdâtre. Il n'y a pas d'odeur. Le pus ne s'avance pas jusqu'à la région de la pointe.

Le cœur n'est point hypertrophié, le muscle est un peu jaune et pâle. Il n'y a aucune lésion des orifices ni des valvules.

Le foie et les reins sont un peu congestionnés ; il n'y a rien aux autres organes.

Cette observation nous a paru intéressante à plusieurs points de vue.

D'abord il s'est agi là d'un cas de péricardite purulente primitive; on sait que, la plupart du temps, les péricardites purulentes se voient dans des maladies infectieuses diverses, ou comme propagation d'une pleurésie, ou d'une péritonite purulente.

Là, la péricardite était primitive. En effet, on aurait pu croire que les plèvres étaient le point de départ, mais, à l'autopsie, il n'y avait plus de liquide : quelques légères adhérences.

En second lieu, le diagnostic fut porté de péricardite avec épanchement avec assez de probabilité pour qu'on aie fait deux paracentèses. Or, en réalité, le diagnostic fut fait plutôt par impression qu'en vertu de signes physiques bien précis. Le frottement qui disparaissait, les bruits sourds à la pointe, l'impossibilité de sentir le choc du cœur, tels étaient les principaux signes qui nous guidèrent. Enfin, ajoutons que nous avions dans la mémoire le souvenir d'un cas presque semblable observé dans le service de notre maître, M. Lépine, et publié par l'un de nous.

Enfin, au point de vue de l'intervention, ce cas présente aussi de l'intérêt. En raison de l'état grave de la malade et pensant à un épanchement dans le péricarde, nous crûmes indiqué de pratiquer la paracentèse du péricarde.

L'autopsie nous a indiqué la cause de notre insuccès. C'est évidemment là un cas, où toute intervention, même plus chirurgicale, était impossible.

PERCUSSION AUSCULTÉE.

La *percussion auscultée* peut rendre aussi quelques services, mais seulement dans les très gros épanchements qui débordent le cœur, sans intéresser sa face antérieure. Elle permet de saisir le « bruit de sou » dans toute sa pureté et non pas avec cette brièveté d'ondes et cette dureté, que Colleville a parfaitement caractérisée en l'appelant le « bruit de fer », et qui dépend de la transmission par les parenchymes de l'onde de percussion métallique. Il convient cependant d'ajouter aussitôt que ce n'est que ce dernier bruit qui est perçu dans les petits épanchements péricardiques, ceux précisément qu'il y aurait le plus d'intérêt à reconnaître, parce que ce sont eux qui occasionnent le plus fréquemment les erreurs du diagnostic, en raison de ce que, étant logés entièrement en arrière du cœur, ils effacent leur propre symptomatologie devant celle de ce viscère.

Ce sont surtout les épanchements pleuraux en marge du cœur qui bénéficient de cette recherche ; ce sont ceux qui voilent le cœur et le péricarde, comme dans l'observation (XXI de Maucueur) de Daguéret et Mortagne, où une péricardite purulente de 1850 grammes passa inaperçue en raison de la lésion pleurale du voisinage.

Dans ces épanchements pleuraux marginaux on entend le « bruit du sou » d'un seul côté de la matité cardiaque, de sorte que l'épanchement péricardique postérieur, s'il était réel, ne devrait déborder le cœur que de ce seul côté et cela n'est pas la règle. Cette constatation doit donc appeler l'attention sur la possibilité d'une pleurésie marginale. De plus, la matité se trouve ainsi surajoutée à celle du cœur, mais reste indépendante d'elle dans les limites que le bruit du sou fait apprécier exactement. On la voit ainsi dessiner soit un ménisque biconvexe repoussant à la fois le poumon et le cœur, soit une sorte de L reposant sur le diaphragme. Elle écorne alors l'espace de Traube par la partie latéro-inférieure gauche tandis que le cœur continue d'en occuper la partie supérieure mais sans relèvement, ni application plus grande contre la paroi thoracique.

B. — SIGNES DE LA PÉRICARDITE POSTÉRIEURE A ÉVOLUTION ANTÉRIEURE.

Je ne me suis occupé jusqu'ici que de la péricardite postérieure enkystée, mais il arrive souvent que par suite d'une résistance imparfaite des adhérences, ou de leur trop petite étendue sur la face antérieure du cœur, — ou de la sécrétion trop abondante du liquide, — ou du changement d'attitude du malade, le liquide ne se cantonne plus exclusivement en arrière. Il tend peu à peu à déborder le cœur dans toute sa périphérie, sans y parvenir absolument, puisque ce viscère est souvent symphysé en partie, et notamment à la pointe. La péricardite, de postérieure qu'elle était uniquement, dans la première partie de son évolution, tend donc plus ou moins à devenir antérieure, sans toutefois revêtir absolument le cachet de la péricardite ordinaire.

C'est donc par le *plan antérieur* que l'examen du malade doit être continué, sans oublier toutefois qu'il ne faut point isoler les deux méthodes, postérieure et antérieure, mais qu'elles doivent être réunies par l'examen de la région sous-axillaire, où nous avons vu que l'encoche axillaire de Garland était effacée et remplacée par la courbe de matité péricardique.

Inspection.

Le premier retentissement sur le plan antérieur de la péricardite postérieure est signalé par l'*inspection*. Je l'ai observé très nettement dans le cas de péricardite post-typhique que j'ai relaté plus haut. Il consiste dans le fait que le cœur est rejeté plus immédiatement contre la paroi thoracique et qu'il la déforme. Or, cette déformation peut être de deux sortes, suivant qu'elle résulte d'un épanchement postérieur total et notamment rétro-apexien, ou qu'elle est provoquée par une péricardite seulement rétro-vasculaire ou supérieure. Les autopsies ont en effet démontré que l'enkystement pouvait se produire soit en haut, soit en bas, de la face postérieure du cœur et basculer ainsi diversement cet organe dans l'un et l'autre cas.

1° *Épanchement rétro-vasculaire.* — Si l'épanchement est rétro-vasculaire, j'entends par là situé en arrière du pédicule du cœur, celui-ci se trouve projeté de plus en plus sur les premiers espaces intercostaux, où l'inspection le révèle. En même temps le poumon se trouve comprimé dans ces régions et rejeté dans la direction de l'aisselle. Il se produit par suite de cette atélectasie une inertie thoracique inspiratoire sous-claviculaire, intéressante parce qu'elle fait opposition à l'amplitude supplémentaire du thorax dans les parties latérales, que j'ai vue très marquée dans l'observation que je visais plus haut.

Quant au cœur, dans la situation nouvelle où il est placé, il se signale par des battements assez intenses des premiers espaces intercostaux, et même jusqu'à la clavicule, de sorte qu'il peut être ainsi facilement confondu avec un anévrisme de la portion transversale, ou du début de la portion descendante de la crosse de l'aorte. En ce cas il soulève la paroi thoracique en une *voussure supérieure très appréciable*.

2° *Épanchement rétro-apexien.* — Mais si l'enkystement de la péricardite postérieure avait eu lieu exclusivement en arrière de la pointe ou prédominait cette région, eu égard à sa déclivité et à l'attitude demi-assise du malade, la *voussure serait surtout inférieure,* et laisserait indemnes les premiers espaces intercostaux. Il semblerait donc que l'immobilisation de toute la partie voussurée devrait être assurée comme dans les péricardites ordinaires.

Importance des ondulations précordiales.

Daguéret et Mortagne ont cependant fait une constatation du plus haut intérêt dans un cas analogue, qui amena du reste une erreur de diagnostic absolue malgré l'existence d'une grosse collection de liquide péricardique. Ils ont noté que bien que la matité occupât toute la région précordiale et toute la région thoracique latérale gauche, hormis l'espace de Traube, des *ondulations* persistaient sur la totalité de la matité précordiale. Plus tard, l'autopsie démontra l'existence d'une symphyse partielle des 3e et 4e espaces, fixant le cœur en avant et à gauche, et expliquant les mouvements d'expansion et de retrait de ces espaces, malgré l'existence d'une péricardite et parce que celle-ci, *prédominante en arrière, n'avait pu tourner le cœur que par ses côtés sans pouvoir atteindre sa face antérieure symphysée.* L'existence de ces ondulations ne doit donc pas faire méconnaître l'épanchement, mais doit au contraire aider à en préciser la situation, si les autres signes en avaient décélé la réalité.

Palpation.

La *palpation* permet aussi de percevoir quelques caractères spéciaux à cette variété de péricardite qui permettent de
la différencier de la péricardite ordinaire avec épanchement.

A l'encontre de ce que l'on observe dans la péricardite vulgaire, les battements ont ceci de particulier qu'ils sont perçus dans la *totalité de. l'aire antérieure de matité*. On sait au
contraire que, dans la péricardite ordinaire, ils se surélèvent
par rapport à sa partie inférieure, d'une quantité différente
suivant les cas particuliers, mais égale souvent à plusieurs
espaces intercostaux, puisque la matité précordiale peut
s'abaisser jusqu'au 8ᵉ espace, alors que les battements de la
pointe ne se perçoivent qu'au 4ᵉ espace. La dissociation du
siège du cœur et de la matité (signe de Traube) n'existe donc
pas comme dans les péricardites ordinaires.

Il peut même se produire une sorte de *déplacement paradoxal*, spécial à la péricardite postérieure rétro-vasculaire. Il
consiste dans le fait que le cœur, au lieu de se surélever,
par rapport au liquide épanché, est maintenu dans une
situation déclive par les adhérences antérieures de sa pointe
et débordé en haut par l'épanchement péricardique : la
pointe, au lieu de surnager le liquide, descend alors de plus
en plus par rapport à lui de sorte que le myocarde semble
en être coiffé. Cette anomalie peut surprendre facilement
le clinicien, s'il ne contrôle d'une manière très sévère ses
premiers résultats par ceux qu'il recueille ensuite.

On peut noter aussi sur toute l'étendue de la matité la
série des ondulations successives d'expansion et de retrait,
qui sont la caractéristique des mouvements de « *roulis* » et
des symphyses, tout à fait différentes par conséquent des
soulèvements uniquement systoliques et sans rétraction, que
le cœur communique aux épanchements qui lui sont antérieurs, soit qu'ils viennent de sa séreuse propre, soit aussi
qu'ils résultent de collections pleurales ou sous-cutanées,
comme dans l'empyème antérieur de nécessité. C'est un
second signe différentiel.

On peut y ajouter l'existence du *frémissement* dû au frottement péricardique marginal, mais comme on peut trouver
également un frémissement au-dessus des épanchements
antérieurs, la localisation centrale ou marginale relève plus
de l'auscultation que du toucher.

On doit aussi à West[1] un signe qui peut être de haute
valeur, alors que les battements restent facilement perceptibles sur le plan antérieur de la poitrine et que cependant le
liquide, trop abondant pour rester collecté en arrière, tend à
dépasser le cœur par ses bords et notamment au devant du
ventricule droit. « C'est, dit-il, une sensation de résistance,
de plénitude de l'épigastre avec, immédiatement au-dessous
du sternum, une légère dépression tenant sans doute à ce
que, par suite de la différence de résistance et de fixation, le
foie est probablement repoussé en bas ».

J'estime, au contraire de West, que cette disposition en
escalier ne doit pas provenir du seul fait que le foie est

1. West, *Medical chirurg. Transactions.* London 1883, page 235.

repoussé en bas, mais qu'il faut encore qu'il soit projeté sur
un plan postérieur, le péricarde venant s'étaler sur son lobe
gauche et s'y boudiner du fait de la tension du liquide dans
sa cavité. West en a donné du reste une preuve immédiate
par la disparition de la sensation du ressaut décrit plus haut
dans l'épigastre, à la suite de l'évacuation du pus péricardique.

Percussion.

Dans cette variété, la percussion est encore plus utile que
les autres modes de recherche, sur le plan antérieur. Elle peut
fournir trois espèces distinctes de renseignements suivant :

1° Que l'épanchement est exactement postérieur et ne
dépasse pas les limites du myocarde ;

2° Qu'il existe ou non une encoche de Sibson sur le côté
gauche de la matité ;

3° Ou que le liquide est trop abondant pour être recouvert absolument par le cœur.

1° *Résultats de la percussion antérieure dans les péricardites*
exactement postérieures :

Dès le début de l'examen on constate d'abord une *déformation de la matité* cardiaque normale par suite de l'application plus immédiate du cœur contre la paroi. Si l'on emploie le procédé de percussion de Potain, cette déformation
tient à la diminution de la matité relative au profit de la

matité absolue du cœur. Si l'on s'en tient au contraire au procédé de percussion que j'ai fait connaître, ces différences dans la proportionnalité de la matité absolue vis-à-vis de la matité relative ont beaucoup moins d'importance, puisqu'au lieu de juger du volume du cœur par simple approximation comme avec le procédé de Potain (le ventricule droit n'étant pas alors compris dans le schéma) on mesure d'emblée sa surface totale y compris celle du ventricule droit.

Nous verrons tout à l'heure du reste que la matité relative peut augmenter, au détriment de la matité absolue, et simuler aussi une diminution cardiaque, alors que cependant le cœur est plutôt augmenté de volume. Quoiqu'il en soit du mode de recherche, la vérité est que l'ombre phonique du cœur est agrandie le plus souvent dans la péricardite postérieure, même quand l'épanchement est entièrement couvert par le cœur. Cela tient à l'affaiblissement relatif de la fibre musculaire du myocarde, qui fait se distendre le cœur et l'applique davantage contre la paroi ; cela tient aussi à la gêne de la circulation cardiaque qui augmente ses cavités et même le pédicule vasculaire.

Cependant chez certains malades la difficulté d'examen est accrue considérablement, en raison de la conservation du volume normal du cœur, ou même de sa petitesse en projection antérieure. Il en est ainsi lorsque le cœur est encerclé par des adhérences rigides, qui ne permettent ni son ampliation, ni son déplacement.

La percussion décèle aussi la *fixation souvent anormale du cœur* et son déplacement. J'ai déjà souvent eu l'occasion de répéter que la péricardite postérieure avait sa raison dans la

symphyse précédemment acquise de la face antérieure. Or
celle-ci s'établit non seulement entre les deux feuillets du
péricarde, mais aussi sur sa face extérieure, en compro-
mettant souvent le sinus pleural du voisinage, et par le mécanisme de la péricardite externe. Il suit de là que suivant
le point de production de cette péricardite externe, le cœur
se trouve fixé anormalement dans des situations qui peuvent être tout à fait différentes les unes des autres.

Les points habituels de symphyse, d'après les observations
que j'ai dépouillées, ou ce que j'ai pu voir personnellement,
sont la pointe ou la partie moyenne du cœur. Quand la
symphyse est apexienne, le cœur est abaissé et la pointe
immobile, quelle que soit l'attitude du malade. Si la symphyse est méso-cardiaque la pointe peut subir des mouvements de retrait ou d'élévation partielle et l'on peut même
voir l'axe du cœur tendre à devenir transversal, quand la
fixation n'est pas serrée. Au contraire, les portions correspondant au bord droit et à la limite inférieure de la matité
sont toujours augmentées périphériquement soit du fait de
la surcharge des vaisseaux de retour au niveau du pédicule ;
soit, plus bas, du fait de l'augmentation de l'oreillette droite,
enfin de l'augmentation de volume du ventricule droit. Le
cœur s'arrondit fortement dans toutes ces régions.

Enfin, il est des circonstances où le cœur tout entier est
soulevé, sans que son aire totale ait beaucoup changé, jusqu'à effacer le second et quelquefois même le premier espace
intercostal : il en était ainsi chez mon typhique. Il en est
d'autres où la translation s'est faite à droite du sternum,
mais le plus souvent cette locomotion transversale relève

d'une pleurésie médiastinale concomitante, ou même d'une pleurésie gauche antérieure enkystée, ce que nous verrons dans l'étude des complications.

Il faut signaler aussi à cette place l'importance de la fixité de la matité antérieure du cœur dans la plupart des péricardites postérieures, même alors qu'il semblerait qu'il ne devait pas en être ainsi, c'est-à-dire quand les phénomènes de compression cardiaque augmentent de jour en jour. Il n'est fait d'exception à cette règle que lorsque la péricardite déborde peu à peu le cœur et le circonscrit d'une collerette de liquide, ce qui n'a lieu que dans les très gros épanchements.

2° Moyens de reconnaître l'encoche de Sibson quand elle ne relève que de la péricardite postérieure :

Quand l'encoche de Sibson existe elle peut induire en erreur à cause de la diversité des cas dans lesquels on peut la constater. On la trouve en effet dans trois états différents du cœur :

a) Dans les péricardites ordinaires, c'est-à-dire totales ;

b) Dans les dilatations du cœur ;

c) Dans les péricardites postérieures.

a) Depuis que Sibson a démontré qu'un épanchement péricardique de 350 à 450 grammes circonscrivait le cœur et lui devenait antérieur et que Potain a prouvé cliniquement qu'il se signalait alors par l'encoche de Sibson, ce signe a acquis une valeur considérable et indiscutée dans le diagnostic de la péricardite avec épanchement. Il ne me paraît

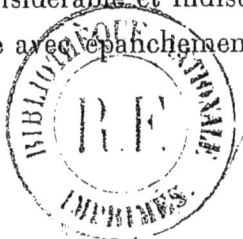

donc pas utile d'insister sur ce sujet et du reste ce n'est pas
là que gît la difficulté, mais dans les cas où cette même encoche s'observe sans cependant qu'il y ait épanchement
antérieur. Or elle peut se produire aussi dans les deux états
anatomiques qui suivent :

b) J'ai prouvé en effet, tant cliniquement qu'anatomi-
quement, en suite d'autopsies, que l'encoche de Sibson
pouvait résulter d'une dilatation du cœur coexistant avec une
pleuro-congestion pulmonaire. J'en ai dit déjà le mécanisme
et n'y reviendrai pas, sauf pour signaler que les péricardites
postérieures étant souvent cause ou effet de pleurésies médiastinales ou antérieures enkystées, ou même de pleuro-
congestion pulmonaire inférieure, elles rentraient dans la
catégorie des faits susceptibles de déterminer la production de
cette encoche de Sibson (observation à l'appui, de Maucuer).

c) Enfin, quand l'épanchement postérieur circonscrit le
cœur, surtout du côté gauche, il se met dans la même situation que plus haut malgré que le mécanisme en soit inverse.
Tout à l'heure en effet le poumon, refoulé et remonté par
l'épanchement postéro-inférieur, s'insinuait peu à peu au-
devant du cœur hypertrophié sans doute, mais cependant
non extrêmement volumineux. Dans le cas qui nous occupe
actuellement, le poumon reste à peu près fixe, malgré une
compression constante, ou plutôt, dès le début de cette compression, ne se déplace pas latéralement aussi vite que le
cœur s'insinue au-dessous de lui. Il arrive donc un instant
où il recouvre partiellement l'épanchement et l'écorne d'un
arc de sonorité.

Reste à savoir ce qui permettra, quand l'encoche existe,

de ne pas l'attribuer à la péricardite totale et d'affirmer malgré ce signe de quasi-certitude, l'épanchement exclusivement
postérieur. Quand on se trouve en présence d'une encoche
de Sibson due à une péricardite à épanchement, on la voit
évoluer sous les yeux. A peine apparente d'abord, en raison
de la petite quantité de liquide sécrétée, elle devient peu à
peu, ou quelquefois très rapidement, de plus en plus profonde, pour régresser si le liquide disparaît pour une raison
quelconque, ce qui constitue tout à fait l'exception.

De plus, dans les mêmes conditions d'origine, l'encoche
écorne souvent le cœur de manière à se superposer à sa
pointe élevée par la pression du liquide ; dans les dilatations,
au contraire, on note l'impulsion cardiaque sur la totalité du
schéma de matité et l'encoche se trouve ainsi très exactement située sur le bord gauche du cœur, souvent de cinq à
six centimètres au-dessus de la pointe.

On peut acquérir une notion tout à fait exacte de cette
origine, quand on soumet le système vasculaire à une dépression rapide, comme celle que provoque la saignée, et qu'on
aide ensuite à ce premier résultat par l'emploi de toniques
cardiaques : la matité de la dilatation cardiaque se réduit
ainsi dans l'espace de vingt-quatre heures, quelquefois de
1 centimètre et demi et même 2 centimètres sur la totalité de
la périphérie. La pointe rentre alors vers la ligne médio-sternale, le bord gauche se réduit de plus en plus et l'encoche
disparaît. On sait qu'il ne peut en être ainsi dans les péricardites aussi longtemps que le liquide persiste dans la cavité
de la séreuse.

En outre quand on percute le sinus inférieur droit du

péricarde dans les épanchements, à peu près à la base et sur le bord droit de l'appendice tricuspide, on trouve dans cette région une déformation, convexe en dehors, de la ligne de matité droite du cœur. Il y a là comme une poche surajoutée à cette matité, pouvant la déborder suivant le volume de l'épanchement jusqu'au mamelon droit parfois, et qui donne à la matité l'aspect que j'ai décrit ailleurs sous le nom de déformation *en botte ou en chausson*. Malgré le développement que prend l'oreillette droite dans les dilatations totales du cœur, rien d'aussi marqué ne se produit dans cette région et on voit les initiales de courbes parties soit du pédicule cardiaque, soit du bord du ventricule droit, se rejoindre en dehors du sternum, sans constituer le ressaut dont je viens de parler.

De même, quand on inscrit le graphique de la pointe, on trouve des différences dans l'un ou l'autre tracé : celui de la péricardite consiste dans une ligne arrondie d'assez grand rayon débordant de beaucoup le siège de la pointe, que permet de reconnaître la palpation, ou même la percussion par la prolongation théorique dans la matité des initiales supérieures des courbes cardiaques. Celui au contraire de la dilatation du cœur, malgré un arrondissement incontestable dans cette région, est de beaucoup plus court rayon et fait partie intégrante de la matité dont on ne peut le disjoindre ; il ne se superpose pas à elle comme un cul-de-sac analogue à celui que j'ai décrit tout à l'heure pour la région de l'appendice.

Quand on ausculte le cœur dans la péricardite, on trouve le plus habituellement des frottements au-dessus du niveau supérieur du liquide, ou à sa place en cas de décroissance ; rien de tel n'existe dans les dilatations simples.

Dans les changements d'attitude imposés au malade les niveaux du liquide se modifient, tandis qu'il y a déplacement en masse et parallèlement à lui-même du cœur hypertrophié. J'ai observé cependant que sa base d'appui sur le diaphragme pouvait s'étaler quelque peu quand le cœur était très mou. Maragliano, de son côté, a très justement décrit dans la station assise et penchée en avant, l'augmentation transversale de la matité du cœur, dans la région des oreillettes ; mais il faut qu'il soit alors très hypertrophié. S'il est au contraire question d'épanchement, on trouve tout d'abord le péricarde cardiaque, puis un étranglement correspondant à la traction exercée par le péricarde surchargé et ensuite un développement inférieur correspondant à la masse du liquide. Il en est de même quand on suspend une vessie à moitié pleine.

J'ajoute que les signes vasculaires sont également différents dans les deux cas : Quand ils sont consécutifs à l'asystolie, ils sont généralisés, progressifs et limités au début aux parenchymes ; — mais s'ils résultent de la compression des oreillettes, le cœur est primitivement et fort gravement gêné et ce n'est que plus tard qu'apparaissent les signes vasculaires.

Enfin la ponction est l'ultima ratio de ceux qui ne sont pas convaincus. Elle conduit droit dans le myocarde en cas de dilatation et peut amener la mort, comme j'en ai vu un cas, si elle est faite sans ménagements ; mais elle permet, par contre, d'évacuer le liquide si la péricardite était abondante.

3° *Résultats de la percussion antérieure dans les péricardites*
postérieures débordant le cœur.

Les péricardites postérieures produisant l'encoche de
Sibson habituellement par le fait de la distension cardiaque, je renvoie à ce que je viens d'en dire pour en faire le
diagnostic.

Quand elles la déterminent en augmentant périphériquement la matité du cœur, elles peuvent toujours être contrô-
lées par le procédé, que j'ai décrit plus haut, de la percussion postéro-latérale. Il faut se rappeler aussi l'observation
faite par West du ressaut sus-hépatique dû au péricarde distendu et celle de Doubleday[1] où il signale une « matité de
forme semi-circulaire, d'un rayon de quatre pouces, ayant
son centre au cartilage ansiforme et son bord inférieur à
1 centimètre et demi au-dessus de l'ombilic. » Pareille matité n'a jamais été vue dans les dilatations et elle est bien différente aussi de celle que l'on trouve dans les ptoses du cœur,
ou dans l'allongement du pédicule cardiaque[2] consécutif aux
sténoses respiratoires, tel que je l'ai fait connaître.

Les matités des bords droit et gauche du cœur sont ainsi
inscrites dans leur portion inférieure. La partie du bord
gauche est déformée sur les troisième, second et même premier espace. La déformation peut débuter même dès le qua-

---

1. Doubleday (*The N.-Y. medical journal,* page 232, 1888).
2. E. Cassaët, De l'allongement du pédicule cardiaque dans les sténoses laryn-
gées simulant la ptose du cœur (*Société de médecine et chirurgie de Bordeaux,* le
17 janvier 1908).

trième espace, quand la pointe a été fixée en position inférieure par une ancienne symphyse. Dans tous ces cas la
matité au niveau du manubrium ou de l'angle de Louis, qui
ne dépasse pas guère normalement 6 centimètres, peut atteindre jusqu'à 15 centimètres ou davantage, sans altérer le reste
du graphique, dans les péricardites enkystées rétro-vascu-
laires. C'est une matité en *bonnet*.

Du côté droit, le cœur peut être entraîné en dehors du
sternum jusqu'au mamelon droit, par la péricardite. La matité peut être alors confondue avec celle que l'on trouve dans
les déplacements du cœur, symphysé dans cette région à la
suite de pleurésies ou de pyo-pneumo-thorax gauche. L'évacuation de ces dernières collections permet un diagnostic
différentiel rapide et sûr en fournissant des indications qui
semblent cependant paradoxales.

Si le transport de la matité était dû à une péricardite, on
voit celle-ci obéir à la ponction pleurale et, dans le sac péricardique, le cœur se déplacer à nouveau vers la gauche, écornant ainsi partiellement l'espace de Traube dans sa partie
supérieure et interne. Cette modification a été déjà décrite
par Dickson[1] et il en a bénéficié, après avoir ponctionné la
plèvre, pour évacuer secondairement le péricarde en agissant
dans le cinquième espace droit, tout près du sternum, en
raison du fait que le cœur en avait été éloigné et ramené vers
la gauche par la thoracentèse. Du reste, la péricardotomie
faite peu de jours après la paracentèse du péricarde démontra la certitude du transfert.

---

1. Dickson (*Société clinique de Londres*, 23 novembre 1888).

Par ailleurs, E. Cassaët[1] a démontré que lorsque la pleurésie seule peut être incriminée comme cause du déplacement de la matité cardiaque, ou que la pleurésie est compliquée de pneumo-thorax, et que le cœur a été symphysé dans
sa situation nouvelle, ce viscère se déplace par un mouvement *paradoxal* jusqu'au dehors du mamelon droit, par suite
de la thoracentèse. Au lieu de s'écorner, l'espace de Traube
s'agrandit alors et se déforme par suite d'une espèce d'aspiration thoracique de son sommet qui, au lieu de rester
arrondi, se transforme aussitôt en un angle tout à fait aigu.
Par suite de la thoracentèse, qui soulage le diaphragme, il
se produit une élévation du centre phrénique qu'attire le
cœur, et le diaphragme offre alors deux plans qui se substi-
tuent à sa courbe ordinaire : le premier, incliné sur la gauche
et déshabité par le cœur ; le second, de plus grande surface,
incliné vers la droite et déjetant le cœur d'autant plus que
l'intersection des deux plans est plus élevée.

A côté de cette déformation de l'espace de Traube due à
son élévation angulaire dans la symphyse cardiaque, je dois
indiquer aussi comme signe différentiel des deux péricardites, postérieure et antérieure, le fait que d'habitude il reste
indemne. Pour être plus exact il conviendrait de dire que
si cet espace est écorné (et c'est dans son angle inférieur droit
que siège le plus souvent la déformation) il le reste sensiblement de la même façon pendant toute la durée de la maladie
et quelles que soient ses apparences et la gêne de la circula-

---

1. E. Cassaët, Déplacement paradoxal du cœur à la suite de la thoracentèse
(*Archives cliniques de Bordeaux*, mars 1895).

tion. Il en va tout autrement, on le sait, dans la péricardite
antérieure, où l'espace de Traube peut se combler jusqu'à
disparaître, quand l'épanchement devient très volumineux.
Ces différences tiennent évidemment à la fixation du liquide
et ne se perçoivent par conséquent que dans la forme ankys-
tée postérieure.

Lorsque la péricardite postérieure évolue vers la face antérieur du cœur, elle écorne aussi l'espace de Traube dès
qu'elle déborde le bord du ventricule. Mais il se produit,
même en ce cas, une différence très appréciable entre les
signes de la péricardite ordinaire et ceux de la variété qui
n'est devenue antérieure que secondairement : elle tient à ce
que, dans cette dernière espèce, le liquide est toujours plus
au moins bridé et n'obéit plus aux changements d'attitude du
malade. L'un des bons signes, et peut-être même le meilleur,
des collections liquides, est en effet de se déplacer en obéissant
aux lois de la pesanteur, et de glisser ainsi dans les parties
déclives des cavités closes, correspondant aux attitudes prises.

J'ai pu dire ailleurs que le signe le plus indiscutable des
pleurésies était ce dénivellement, et je considère que dans la
péricardite libre, il est de ceux qui méritent toute confiance,
à la condition évidemment que les sections de matité présentent toujours un plan limite similaire et ne se différencient, par rapport à la paroi, que du fait des courbes diverses de celles-ci dans l'attitude en question. Il va de soi qu'une
tranche horizontale de liquide ne peut donner des projections
de percussion identiques sur une face plane, comme la région
antérieure du corps, ou une face convexe comme celle de la
région latérale sous-axillaire.

Auscultation.

L'auscultation antérieure de la péricardite postérieure frappe immédiatement par la discordance des renseignements qu'elle fournit par rapport aux autres modes d'examen. Alors que le cœur paraît extrêmement gêné dans son fonctionnement; que la percussion l'a quelquefois signalé, il est vrai, trop petit pour cette gêne ce qui est déjà un signe troublant; que parfois, au contraire, il paraît extrêmement volumineux (quand il est débordé par l'épanchement); qu'il présente une encoche de Sibson profonde, les battements, au lieu d'être sourds, lointains, ou même imperceptibles, sont éclatants et soulèvent violemment la paroi.

C'est qu'alors le cœur a été appliqué contre la grille costale par l'épanchement postérieur, qu'il s'est dégagé de la languette pulmonaire antérieure en la déjetant en dehors, et qu'il lutte contre la compression par une excitation de sa fibre musculaire. Cette anomalie, faite pour surprendre au premier abord, quand elle fait opposition à l'assourdissement des bruits constaté par l'auscultation postérieure doit appeler des recherches plus complètes et être le point de départ de l'inscription du graphique postéro-latéral, dont j'ai déjà démontré l'indiscutable utilité. C'est donc là le premier bénéfice de l'auscultation antérieure; il disparaît cependant dans les phases ultérieures de la maladie, quand le cœur se thrombose.

L'auscultation permet en outre de localiser, au milieu de la matité agrandie, le siège exact de la pointe. C'est une nouvelle surprise de la trouver parfois dans la partie la plus basse de la matité, quand il semblait par la signification des autres symptômes, qu'elle eut dû se trouver bien au-dessus de celle-ci. C'est une preuve que le cœur ne peut obéir à la poussée du liquide et que la péricardite n'est pas de celles que l'on voit d'habitude.

C'est la même conclusion à tirer de l'auscultation, quand elle signale le cœur dans les premiers espaces intercostaux, bien au-dessus de son siège normal.

Le fait d'entendre subitement des frottements péricardiques sur le bord même du cœur, soit à gauche, soit à droite, soit simultanément des deux côtés, de les voir céder à la révulsion et se reproduire ensuite, alors que rien dans le fonctionnement intérieur de l'organe ne dénote un trouble quelconque, doit appeler l'attention sur l'existence probable d'une péricardite postérieure. La plupart des auteurs ont décrit ces frottements sans leur attribuer l'importance qu'ils méritent; ils m'ont été à moi-même d'un grand secours pour la reconnaissance de la péricardite de mon typhique. Ils confirmèrent absolument le diagnostic quand on avait déjà constaté la surélévation du cœur. Ils présentent enfin ce caractère particulier, tout à fait différent de celui qui appartient aux frottements de la péricardite vulgaire, d'être persistants dans leur siège et de ne pas se noyer dans le liquide, quand il emplit la séreuse. Il y a donc une nouvelle discordance à signaler du fait de leur permanence, alors que l'augmentation de la matité faisait préjuger l'augmentation du volume d'un épanchement qui reste inexistant.

Tels sont les meilleurs symptômes qui relèvent de l'examen direct, postérieur et antérieur, du péricarde, nous allons voir maintenant ceux qui proviennent de la compression des organes voisins.

2° SIGNES DE COMPRESSION DES ORGANES DU VOISINAGE. PÉRICARDITE POSTÉRIEURE COMPLIQUÉE.

C'est d'ordinaire par ce procédé indirect que se signale la péricardite postérieure. Ce sont les seuls signes de compressions organiques diverses, qui peuvent la faire soupçonner, quand le volume de l'épanchement est si peu considérable que, même dans les conditions les plus favorables, on ne peut affirmer sa présence par la percussion. Il importe donc de les décrire avec soin, d'autant plus qu'ils présentent aussi des variantes par rapport à ceux de la péricardite totale.

1° *Compression du cœur.* — Dans la péricardite antérieure ou totale, le cœur ne souffre pas tout d'abord de l'épanchement. La pointe et le bord gauche s'élèvent peu à peu au-dessus de lui, en refoulant le poumon, de telle manière que le jeu des diverses cavités et des orifices reste normal. Plus tard, quand le liquide noie la pointe et progresse jusqu'aux auricules et aux oreillettes, l'hydraulique cardiaque s'altère de plus en plus profondément. Les battements deviennent d'abord régulièrement tumultueux ; puis, quand l'activité musculaire diminue, leur vigueur n'est plus qu'intermittente et à côté des pulsations trop fortes, on en ressent beaucoup de trop faibles. Dans une troisième période, ils sont absolument irréguliers et, enfin, dans la phase terminale de la maladie, ils s'assourdissent de plus en plus, deviennent de plus en plus éloignés, jusqu'à n'être perçus qu'avec la plus extrême difficulté. Le malade est arrivé alors à la phase préagonique, celle dans laquelle l'oreillette et l'auricule sont tellement comprimées que la circulation y est arrêtée pour ainsi dire et que le sang s'y coagule. C'est alors que l'on trouve à l'autopsie ces longs caillots fibrineux qui s'engagent dans les cordages et pénètrent dans l'artère pulmonaire ; à moins que, du fait de la myocardite concomitante, ou de l'épuisement du système nerveux cardiaque, le malade n'ait pu faire les longs frais de son affection et n'ait succombé brusquement dans un changement d'attitude.

Dans les péricardites postérieures ordinaires, et j'entends par là celles qui ne dépassent guère 200 grammes, il n'en va plus de même. Le malade est habituellement dans le décubitus dorsal et il dégage ainsi son cœur de tout le poids de ce liquide. De plus, en raison de la situation des oreillettes et surtout des auricules, le liquide ne se trouve plus en contact avec les parties du cœur les plus sensibles à la compression (Fr. Franck-Lagrolet) et les accidents de thrombose, ou même de gêne endocardiaque, sont ainsi retardés. Ils ne sont donc l'apanage que des grandes péricardites posrieures, ou de celles qui évoluent secondairement sur le plan antérieur.

Par opposition, il va de soi que les toutes petites péricardites de 5o grammes et plus n'actionnent plus du tout le cœur mécaniquement. Mais il faut cependant faire deux restrictions à leur égard : la première c'est lorsqu'elles sont haut placées et collectées dans la portion rétro-auriculaire du lit du cœur (forme supérieure) elles peuvent gêner les oreillettes presque autant que les grands épanchements en raison de la nature habituellement purulente de leur liquide ; la seconde c'est que leur nocivité n'est pas uniquement une fonction de leur volume. Presque toujours suppurées et signant ainsi de leur production l'atteinte portée à l'organisme en général, et la virulence de l'infection primaire, elles entraînent souvent par voie de voisinage, ou par concomitance des myocardites dégénératives, qui provoquent des erreurs presque fatales de diagnostic, aussi longtemps que les phénomènes physiques des collections liquides restent silencieux. Il n'en va plus de même, comme nous le verrons tout à l'heure, pour les vaisseaux du cœur.

De ce que je viens de dire on pourrait tirer cette conclusion que les péricardites postérieures n'influencent en somme que très peu la circulation endocardiaque et que c'est à raison de cette tolérance qu'elles sont toujours méconnues. Il faut s'entendre cependant à propos de ce défaut d'accidents. S'il est habituel dans la station horizontale, que les malades gardent de préférence parce qu'elle leur donne le maximum de repos et de soulagement, il n'en va plus de même dans les changements d'attitude.

J'ai noté en effet et j'attache une grande importance à ce fait, que lors du passage de la station couchée à la station assise, et davantage encore si le malade se penchait en avant, les accidents de compression cardiaque pouvaient éclater subitement et devenir aussitôt menaçants. Leur cessation par le retour à la station couchée, leur reproduction dans le renouveau de la station penchée en avant sont des preuves presque absolues qu'il se produit une compression sur la face postérieure de l'organe. Or, comme il est protégé à ce niveau par la masse pulmonaire et que les tumeurs médiastinales de cette région sont rares, on est bien obligé de mettre en cause la péricardite postérieure, dont la recherche devient ainsi beaucoup plus sûre, guidé que l'on a été par les accidents sus-mentionnés.

Ces lignes étaient depuis longtemps écrites lorsque j'ai eu connaissance de l'observation publiée par P. Duflocq[1] où il relate un cas de mort subite par flexion en avant du corps dans une péricardite méconnue, sans, du reste, aborder en quoi que ce soit la pathogénie de cet accident.

Il s'agissait d'un homme de 35 ans, envoyé dans son service pour « des vomissements incessants et avec peut-être une péricardite » suivant la note du médecin remise par le malade à son entrée. Après quelques jours de traitement et l'examen cardiaque n'ayant jamais décelé de déformation telle que la péricardite peut en produire, Duflocq accepta l'idée d'une auto-intoxication consécutive à une dilatation de l'estomac, avec un pronostic favorable, quand 8 jours après son entrée « en voulant prendre son urinoir, le malade se pencha et tomba de son lit. Quand on vint le relever, il était mort ». Duflocq trouva un litre de sérosité purulente dans le péricarde. Elle était libre, il est vrai, mais comme il y avait des adhérences qui maintenaient le poumon gauche au-devant du cœur, il est permis de penser que ce dernier

---

1. P. Duflocq, Péricardite purulente méconnue. *Bulletin de la société anatomique de Paris*, 1889, page 585.

organe ne pouvait pas se mouvoir avec toute la liberté qui eut été nécessaire pour éviter la pression du liquide péricardique.

2° *Compression des vaisseaux.* — La compression des vaisseaux n'a été étudiée jusqu'à ce jour que d'une manière tout à fait insuffisante. Elle s'exerce sur les vaisseaux propres du cœur, sur les vaisseaux du pédicule pulmonaire, ceux du pédicule cardiaque et les azygos.

a) Les vaisseaux propres du cœur sont effacés par le poids du liquide, obstrués même parfois par les exsudats et c'est à cette cause certainement bien plus qu'à la transmission directe de l'inflammation à la fibre musculaire, qu'est due la myocardite dégénérative. Les faux pas du cœur, sa méïopragie, le défaut de tension artérielle, la congestion pulmonaire par défaut de vis à tergo, la mort subite même relèvent certainement en partie de cette cause. L'ensemble de ces accidents, en simulant une affection exclusive de la fibre musculaire du cœur, donne à la maladie une allure toute spéciale, que nous retrouverons plus tard dans les formes cliniques, sous la dénomination de *forme myocardique* de la péricardite postérieure.

b) Les effets de la *compression du pédicule pulmonaire* ont, eux aussi, un cachet tout particulier. Ils se compliquent, il est vrai, de ceux qui proviennent de la compression directe du poumon et n'en peuvent être que difficilement distingués. Ils produisent cependant des complications qui, par des voies diverses : gêne de la circulation artérielle et anémie pulmonaire, gêne de la circulation de retour et congestion passive, entraînent la stagnation du sang dans le poumon. Elles méritent d'être à cet égard rapprochées de celles que j'ai décrites[1] dans l'adénopathie trachéo-bronchique des adultes, encore que cette dernière affection exerce plus facilement son action sur les deux pédicules pulmonaires, ou ne se limite plus exactement à l'un d'eux, ou même à l'une seule des parties qui le constituent. J'y reviendrai à propos de la compression du poumon.

c) Quand le *pédicule cardiaque* est gêné, ce n'est que dans les grandes péricardites postérieures, ou dans celles d'un volume beaucoup moins important, qui s'enkystent en arrière de lui, c'est-à-dire dans la partie postéro-supérieure de la séreuse. En l'absence de tout signe antérieur de péricardite, ou en raison de l'insuffisance de ces signes, il faut penser à la péricardite postérieure.

Elle entraîne alors la tête de Méduse préthoracique, le gonflement du cou, la déformation en pèlerine, la distension des jugulaires, la bouffissure de la face, le cyanose des lèvres et des pommettes, la protusion des globes oculaires, le subdélire, la tendance au sommeil, le gémissement chez les enfants, tous signes qui n'ont rien de spécial dans la péricardite, mais prennent de l'importance précisément du fait qu'ils relèvent alors d'une compression médiastinale.

Si l'oblitération vasculaire est moins complète on retrouve encore la cyanose, une certaine agitation et un éclat particulier du regard qui sont l'indice de l'obstacle apporté à la circulation du retour. — Si, au contraire, la compression dépasse les limites moyennes dont j'ai rapidement énuméré

---

1. Voir la thèse de R. Boisseau : « Etude clinique des formes asthmatique, cardiaque et congestive, de l'adénopathie trachéo-bronchique chez l'adulte. » Bordeaux, 1908.

plus haut les résultats, on voit la cyanose gagner les mains ;
les bras et les avant-bras se gonfler ; l'œdème s'installer sur
la poitrine ; ou bien le malade signale-t-il uniquement l'endolorissement progressif des extrémités et une lassitude spéciale, qui l'oblige à chercher à chaque instant une situation
plus favorable et de meilleur repos.

d) Je n'ai pas encore vu signaler la compression possible
des azygos ; nombre d'observations en relèvent cependant,
notamment celle de Dickson (Obs. X de la thèse de Maucuer),
où plusieurs ponctions pleurales furent effectuées sans effet
utile, puisque le liquide se reproduisait incessamment. Il
disparut au contraire d'une manière définitive quand l'évacuation du péricarde fut obtenue. Il n'y a rien d'étonnant
qu'il en soit ainsi si l'on se rappelle, d'une part, le rôle que
remplissent les azygos dans la circulation pleurale et, d'autre
part, leurs rapports anatomiques avec le péricarde.

La petite azygos en effet, bien que d'une certaine irrégularité, dans sa situation verticale par rapport à la colonne
vertébrale et à la face postérieure du péricarde, s'abouche
ordinairement dans la grande au-devant de la 7ᵉ vertèbre
dorsale. Il s'ensuit que si elle est seule comprimée, elle en-
traînera une effusion pleurale uniquement cantonnée à gauche ; que si sa compression est plus grande de ce côté, la
prédominance de l'effusion sera également gauche ; et que
si, au contraire, la compression s'effectue au-dessus de l'abou-
chement, c'est-à-dire sur le tronc de la grande azygos, la
pleurésie pourra être double, comme les autopsies en donnent plusieurs exemples. A vrai dire, la pleurésie droite est
alors moins importante que la gauche, car la compression

s'exerce de préférence de ce côté et l'effusion pleurale y est aidée aussi par la gêne pulmonaire directe.

Quant au fait que les azygos ne sont pas en contact immédiat, mais seulement médiat avec le péricarde et par l'intermédiaire de l'œsophage, il ne constitue aucunement un obstacle à leur compression dans certaines formes de péricardite postérieure, puisque nous verrons précisément que la caractéristique de celles-ci est de s'exercer sur la face antérieure de ce conduit.

Il suit de là que la constatation d'une pleurésie double, à prédominance gauche, ou celle d'une pleurésie gauche à reproduction incessante malgré les ponctions successives, et sans que rien dans l'état local de la plèvre puisse expliquer cette reproduction, doit être un signe de prévision d'une compression exercée sur le tronc commun des azygos, ou seulement sur la petite. S'il s'y joint des signes cardiaques, ou, surtout, comme nous le verrons plus tard, de gêne œsophagienne, la certitude est à peu près faite que la compression a son origine dans l'adjonction d'un épanchement à la face postérieure du cœur. La *forme pleurale* de la péricardite postérieure est ainsi établie.

3º *Compression du poumon*, — a) *Compression du poumon gauche* : Elle a lieu dans toutes les positions prises par le malade quand l'épanchement est très abondant, ou seulement dans le décubitus dorsal, quand l'épanchement est de petit volume. Dans les deux cas elle provoque, soit par le mécanisme de l'oblitération des vaisseaux du péricule pulmonaire, que j'ai déjà invoqué, soit en raison de l'action directe sur le parenchyme, un stase vasculaire, d'apparence hypostatique tout d'abord, et ensuite franchement inflammatoire, qui revêt plusieurs types cliniques.

C'est d'abord la *bronchite* bâtarde, que l'on a coutume de rencontrer chez toutes les personnes dont l'activité myocardique diminue : sibilances et râles de volumes divers, diminution du murmure vésiculaire, submatité, mais elle revêt ce caractère spécial d'être tenace, fixe dans sa situation, de ne point céder à la médication usuelle et de se limiter à peu près exactement à la seule base gauche.

Plus tard, les phénomènes réactionnels s'exagèrent, la matité se complète, les bouffées de râles se généralisent, le murmure s'éteint de plus en plus, des souffles de volume divers apparaissent ; c'est le stade *broncho-pneumonique* que l'on trouve dans beaucoup d'observations.

Parfois la condensation pulmonaire est absolue, le souffle devient aigre, dur, s'accompagne de bronchophonie et l'ensemble revêt les signes de la voix, de la toux, et du souffle tubaire de la pneumonie.

Le plus souvent cependant c'est l'obscurité absolue de la respiration, c'est le souffle doux qui simule la pleurésie, c'est la matité presque totale, c'est le bruit de sou, sans la netteté toutefois que l'on entend dans les épanchements; c'est la rétraction en coup de hache de la paroi ou, inversement, son augmentation de volume, qui sont la signature de la *spléno-pneumonie.*

On comprend facilement, quelle que soit la forme anatomique de cette inflammation, que sa situation d'interposition entre l'oreille et la séreuse cardiaque rend l'examen de cette dernière à peu près impossible, la masse pulmonaire faisant étouffoir vis-à-vis d'elle, si l'on emploie les procédés habituels d'exploration,

Deux manœuvres peuvent cependant permettre de reconnaître la cause de cette tenacité inflammatoire et de sa localisation sans extension, c'est la manœuvre de Pins et la percussion que j'ai préconisée. J'ai déjà eu soin de dire en effet que le cœur se dégageait du poumon dans la ligne axillaire postérieure, de sorte que, à l'encontre de ce qui devrait se produire comme conséquence de la congestion pulmonaire de la base, le bord antérieur, au lieu de recouvrir le cœur, se rétracte en arrière de lui. Il n'y a plus de respiration supplémentaire antérieure, le poumon s'étant transformé en moignon para-vertébral, de sorte que la pointe ou l'épanchement péricardique vient en contact avec la paroi au niveau de la ligne axillaire postérieure. Ce n'est donc pas sans surprise que l'on constate la cessation, dans une région si éloignée cependant du bord antérieur, de tout phénomène respiratoire et le remplacement par les signes cardiaques. La reconnaissance exacte de ceux-ci dépend alors de l'établissement du *graphique de percussion* sur lequel je me suis longuement étendu.

Par la manœuvre de Pins on a pour but de dégager le poumon du poids qui l'oppresse et de lui rendre une perméabilité relative. Elle consiste, comme on sait, à mettre le malade dans la situation penchée en avant ou, mieux encore, à le faire coucher sur le ventre. Du fait de ce changement d'attitude l'air pénètre mieux dans le parenchyme et donne une tonalité de percussion plus grave que celle que l'on avait avant la manœuvre. Mais, pour obtenir ce résultat, il

est indispensable que deux actions convergentes au point de
vue de leurs effets puissent se produire, c'est-à-dire que le
poumon n'ait pas été tellement condensé qu'il soit devenu
imperméable et que le cœur puisse en être dégagé. — Le
poumon n'est imperméable que dans la forme pneumonique,
alors qu'une infection secondaire est venue se greffer sur la
congestion hypostatique ; mais, même en ce cas, on obtient
une perméabilité assez notable quand la *péricardite est libre.*
Si au contraire la péricardite est postérieure et enkystée,
comme elle s'accompagne de symphyse cardiaque antérieure
ou apexienne, le glissement du liquide dans les changements
d'attitude ne peut s'effectuer en avant. Le dégagement du
poumon ne peut ainsi avoir lieu, de sorte que la manœuvre
de *Pins est presque toujours négative,* ce qui serait le point
de départ d'une erreur presque fatale si elle ne pouvait être
évitée tant par la percussion, plus haut indiquée, que par la
provocation des accidents de compression cardiaque qu'occasionne le décubitus sur le plan antérieur, ainsi que j'ai
déjà eu l'occasion de le signaler plus haut le premier. J'ai
hâte d'ajouter que ces accidents de compression cardiaque
peuvent être assez graves pour qu'il soit nécessaire de sus-
pendre immédiatement la manœuvre de Pins, du moins en
faisant coucher le malade sur le ventre, si on les voit s'installer dès le début de ce mode d'examen.

Quelques différences dans les signes fonctionnels des affections respiratoires peuvent aussi être retenues au profit du
diagnostic différentiel de leur origine. Quand la congestion
pulmonaire dépend de la compression, son évolution est
moins aiguë, aucunement cyclique, moins angoissante,

moins douloureuse et l'expectoration qu'elle provoque est
d'une toute autre nature que lorsqu'elle est aiguë. Dans
le « coup de sang » du poumon, l'afflux de sang est subit
et brutal et il se traduit souvent par une hémoptysie, ou tout
au moins par des crachats hémoptoïques ; rien de semblable
ne se produit dans la congestion par compression, où l'on
peut même entendre des signes cavitaires, qui ne sont à proprement parler que pseudo-cavitaires, puisqu'ils ne s'accompagnent d'aucune sécrétion correspondante.

Si l'on prête l'attention voulue à l'ensemble de ces différences on est bien près de la connaissance exacte de la vérité.

b) Compression du poumon droit : Je n'ai encore parlé que
de la compression exercée directement sur le poumon voisin de l'épanchement, mais le *poumon droit* peut souffrir
aussi de l'existence d'un épanchement péricardique, même
postérieur. Il faut pour cela, à n'en pas douter, que cet épanchement soit considérable, comme celui par exemple de l'observation de Daguéret et Montagne, où il atteignait 1 850
grammes.

Dans ces conditions de volume exceptionnel, l'écartement
et la compression pulmonaire ne s'exercent pas seulement
sur le poumon gauche, mais le médiastin est déformé aussi
du côté droit et la partie du poumon du même côté, qui
avoisine la colonne vertébrale, est atélectasiée comme le gauche. On y retrouve donc, mais beaucoup moins accusés, la
diminution du murmure, le souffle de compression, la submatité, que nous avons déjà rencontrée à gauche.

C'est probablement dans ces conditions, où je ne me suis
du reste pas trouvé, que la méthode d'Ewart pourrait être

utilisée avec succès, mais en reportant la recherche, non pas comme il le dit au niveau des trois dernières vertèbres dorsales, en raison d'une cause d'erreur que nous apprécierons tout à l'heure, mais plus haut vers la cinquième, la sixième et la septième. On devrait trouver là une matité bilatérale, plus nette, plus accusée, plus étendue du côté gauche, moins accusée et plus diffuse du côté droit, en quelque sorte transversale ou oblique à gauche, et d'orientation verticale à droite, un peu comparable en somme à celle du triangle de Grocco.

Quelle que soit la matité, droite ou gauche, complète comme dans la splénopneumonie, ou moindre comme dans la bronchite avec congestion péribronchique, la percussion auscultée peut servir aussi dans le diagnostic différentiel. La percussion d'une pièce de monnaie sur le plan antérieur du corps, *le bruit de sou,* est différent de ce que l'on entend dans les épanchements, soit pleuraux, soit péricardiques. Dans les congestions, le bruit est sans longueur, sans-onde, arrêté brusquement et il peut se traduire par le « tric, tric » du fer que l'on tient à la main. Dans la péricardite postérieure, le « tin, tin » de la pièce de monnaie frappée sur le bout du doigt résonne longuement et ne s'entend avec netteté que sur le plan d'intersection de la collection liquide, avec la paroi thoracique, c'est-à-dire sur le plan postéro-latéral du thorax.

4° *Irritation pleurale.* — La péricardite postérieure agit aussi sur la plèvre, non pas seulement, comme je le faisais voir plus haut, en y déterminant la production d'un épanchement à répétition d'origine hypostatique (compression des

azygos), mais encore par le fait d'une inflammation directe.
Or, celle-ci revêt des caractères divers suivant le siège même
de sa localisation et l'on peut, à cet égard, décrire trois manifestations pleurales principales.

a) Inflammation para-pédiculaire. — La première est celle
que l'on note dans les parties supéro-antérieures de la poitrine, des deux côtés du pédicule cardiaque, où elle ne prend
ni importance ni gravité. Elle ne se manifeste en effet que
par quelques frottements marginaux ou péricardiques, témoins
de la transmission aux sinus médiastinaux de l'inflammation
du péricarde. On les entend uniquement sur une zone peu
étendue, para-sternale, d'allure verticale comme dans tous
les cas de péricardite externe secondaire à un épanchement
profond.

b) Inflammation postérieure de la plèvre gauche. — Là, on
entend bientôt des frottements, qui se confondent au début
avec les râles de congestion, deviennent ensuite plus super-
ficiels et plus fixes que les râles et enfin disparaissent avec
ces derniers quand, à la pleurite primitive, a succédé l'épanchement para ou méta-pneumonique. Sans doute la relation
de cet épanchement n'est plus directe avec la péricardite postérieure, mais on ne peut pas moins les relier l'une à l'autre
dans leur causalité, puisqu'il suffit d'évacuer l'épanchement
péricardique pour amender tout au moins la congestion pulmonaire,

Dans ces cas, les signes relevés sont ceux de la pleuro-congestion pulmonaire tels que les a indiqués Potain. Le murmure vésiculaire est alors complètement aboli ; le souffle plus
doux que dans la pneumonie, plus net que dans la pleurésie ;

les vibrations sont encore partiellement existantes ; la matité
n'est plus tranchée comme dans la pleurésie et si l'on retrouve
la courbe de Garland, on la voit surmontée d'une zone de
submatité décroissante. Le signe du sou enfin est moins net
que dans l'épanchement. J'ai ajouté à ces signes que dans la
partie supérieure de l'épanchement, le signe du sou pouvait
ne se percevoir que dans l'inspiration et disparaître dans l'expiration et j'estime que cela constitue un signe de certitude
des pleuro-congestions.

c) Inflammation margino-cardiaque de la plèvre. — C'est la
plus importante. Elle peut être primitive et entraîner la péricardite postérieure comme complication ; — ou secondaire
à celle-ci et la compliquer à son tour (pleurésie *surajoutée*),
— ou simultanée et contemporaine de la péricardite.

Quoi qu'il en soit de ces relations chronologiques, la superposition fréquente de l'épanchement pleural à l'épanchement
péricardique, ou même leur simple juxtaposition, rend extrêmement difficile la reconnaissance de ce dernier. Au surplus
il n'est pas si habituel, ni si aisé, de reconnaître un épanchement pleural médiastinal gauche antérieur, que l'on n'ait l'esprit satisfait de l'avoir diagnostiqué. Comment penser encore
à cet accident si rare de la péricardite postérieure simultanée ?

Or ce diagnostic doit être fait, et il ne peut l'être que par
l'examen approfondi du malade suivant les méthodes cliniques courantes, la radioscopie ou la radiographie ne pouvant
indiquer que la projection antérieure ou latérale des ombres
liquidiennes sans indiquer leurs rapports respectifs. Ce sont
ces rapports qui nous importent.

Quels sont donc les signes des épanchements pleuraux mé-

diastinaux avoisinant le cœur du côté gauche et quelles relations affectent-ils avec ce dernier organe ? Ces épanchements
se font d'abord en *lame* et présentent ainsi deux faces, l'une
médiastinale, en contact avec le cœur, l'autre pulmonaire,
refoulant ce parenchyme. Suivant qu'ils ont été, ou non,
prématurément enkystés, ils sont de forme généralement *lenticulaire* ou vaguement triangulaire, la base reposant sur le
diaphragme. Dès lors, ils se projettent par leur seule tranche
antérieure sur la région para-sternale ou para-cardiaque et on
les retrouve sous forme de bande de matité dans des régions
diverses qui sont les suivantes.

Ont-ils fait pied en s'appuyant sur le diaphragme ? Ils se
signalent aussitôt, dans le décubitus vertical de préférence,
dans la région de la pointe du cœur, qu'ils débordent en
dehors et ils se manifestent dans cette région par une zone
mate écornant l'angle supéro-externe de l'aire de Traube,
tout comme font les pleurésies qui *tournent,* c'est-à-dire
deviennent antérieures, de postérieures qu'elles étaient ; — ou
comme font encore les petits épanchements postérieurs que
l'on fait se déniveler[1] en avant, en faisant asseoir ou pen-
cher en avant les malades qui en sont porteurs. Ce sont alors
les pleurésies en L. Mais une différence capitale distingue
les épanchements médiastinaux de ceux dont je viens de parler, c'est leur fixité dans le siège occupé en raison de l'enkystement qu'ils y ont subi, et leur défaut de dénivellement
en conséquence des attitudes diverses prises par le malade.

---

1. Voir à cet égard la figure 136, page 610, du « Précis d'auscultation et de
percussion », 2ᵉ édition, du Dʳ E. Cassaët.

Si ces épanchements para-cardiaques n'ont pas été assez volumineux pour faire pied, ou s'ils ont été enkystés de bonne heure, de manière à ne pas aller jusqu'au contact du diaphragme, ils ne s'observent plus dans la région avoisinant la pointe que j'ai indiquée plus haut. Ils deviennent franchement latéro-cardiaques et coiffent ainsi le cœur d'une matité surajoutée, analogue à un croissant, qui augmente la sienne propre en la doublant. L'axe moyen de la matité cardiaque n'est donc plus oblique, semble-t-il, au premier abord, mais plutôt transversal, de sorte qu'il paraît que c'est plutôt le péricarde, que la plèvre, qui est atteint. Mais si l'on examine le siège de la pointe, on la trouve bien dans la région que faisaient supposer les initiales des courbes auriculaires et ventriculaires, c'est-à-dire *en dedans* de la matité pleurale, du bord de laquelle elle est séparée par toute l'épaisseur du liquide pleurétique, et cela implique une certaine ressemblance avec les déplacements du cœur, occasionnés par les péricardites exsulatives ; mais il n'existe alors aucun signe de compression cardiaque, ni de dégénérescence myocardique, quand l'épanchement n'a affecté que la plèvre.

Quand les épanchements para-apexiens augmentent dans cette région de manière à acquérir un volume de plusieurs centaines de grammes, jusqu'à quinze cents parfois, ils font coin entre le cœur et le poumon et se manifestent ainsi par des signes qui sont, partiellement, ceux de la péricardite postérieure et, partiellement, tout autres que ceux-ci. Comme simulation de la péricardite postérieure volumineuse, je note tout d'abord la compression de la languette pulmonaire antérieure ; plus tard, la compression du poumon lui-même ;

enfin son affaissement et sa rétraction progressive au delà de la ligne axillaire antérieure. Mais alors il se limite toujours par une ligne verticale parallèle à la ligne axillaire antérieure et n'offre pas la courbe que j'ai si longtemps décrite comme caractéristique de l'épanchement péricardique. C'est la pleurésie *axillaire*.

De plus, et ceci permettra davantage le diagnostic différentiel puisque c'est un signe de divergence, *le cœur est projeté dans l'autre hémithorax,* quand l'épanchement pleural médiastinal a quelque importance, tandis qu'il reste à son siège normal et y devient même plus apparent, dans les péricardites postérieures, puisqu'elles l'appliquent contre la paroi, y rendant ses battements plus énergiques et les y étalant en quelque sorte en les surélevant.

Je renvoie à la description des formes cliniques, celle de ces cas si complexes où la pleurésie marginale coexiste avec une péricardite postérieure, en la rendant pour ainsi dire inaccessible au premier abord. Nous verrons que quelques signes directs ou indirects nous permettront encore d'en faire le départ, de même que de distinguer des hypertrophies cardiaques les épanchements médiastinaux postérieurs qui simulent, mieux que tous autres, la péricardite postérieure.

d) Pleurésie interlobaire. — Enfin je dirai un mot, en terminant ce qui a trait aux réactions pleurales de la péricardite, des pleurésies interlobaires enkystées superposées à la face postérieure du cœur. J'ai eu l'occasion d'en observer un cas tout à fait remarquable, cette année même, qui fut l'origine d'une erreur de diagnostic à la suite d'une radioscopie jugée tout à fait négative.

OBSERVATION X.

Un magistrat, à la suite de deux pneumonies séparées par quelques semaines d'intervalle, la première parfaitement guérie, la seconde sans résolution définitive, fut pris, du côté gauche de la poitrine, de douleurs très aiguës. Bientôt il survint une gêne respiratoire progressivement accrue, une impossibilité à peu près complète d'exécuter tous les mouvements avec l'amplitude normale et l'on vit se développer une matité des plus nette sur la région thoracique postérieure, qui se déforma profondément en coup de hache.

Le malade me fut envoyé et je portai le diagnostic de pleurite alvéolaire rétro-cardiaque profonde, diagnostic qu'infirma immédiatement le médecin chargé de faire la radioscopie du malade, qui n'accepta aucunement l'idée d'épanchement pleural même alvéolaire. Or, dès le soir même et aussitôt la radioscopie terminée, je fis à mon malade six ponctions exploratrices profondes et six fois j'enlevai quelques centimètres cubes de liquide, le tout en présence et avec l'aide de sa femme.

Ce qui m'avait confirmé dans mon opinion, c'était la forme lenticulaire de la matité, centrée à peu près exactement sur un espace intercostal correspondant à la scissure interlobaire, et, surtout, l'existence du bruit de sou qui s'entendait très nettement de distance en distance.

Or, cette pleurésie, à la fois rétro et latérocardiaque, pouvait être prise facilement pour une complication d'une péricardite postérieure et déjà un médecin distingué, qui connaissait une partie de la présente étude en voie d'exécution, y avait pensé. Je rejetai cette idée en l'absence de tout signe d'application et d'élévation cardiaque contre la paroi thoracique antérieure, de tout signe de compression du cœur par l'attitude penchée en avant; en l'absence du graphique de matité des péricardites postérieures, que j'ai déjà signalé.

N'empêche que ces lésions sont d'un diagnostic absolument difficile et méritent toute l'attention du clinicien.

5° *Compression de l'œsophage.* — Quand l'œsophage pénètre dans la cavité thoracique, il suit tout d'abord la face postérieure, ou membraneuse, de la trachée ; puis, quand elle se bifurque, il croise l'origine de la bronche gauche et arrive ainsi dans le côté gauche du losange fourni par l'opposition de la bifurcation trachéale située en haut et de la divergence aortico-pulmonaire située en bas. Là, il rencontre bientôt l'insertion vasculaire postérieure du péricarde, ou cul-de-sac péricardique postérieur et supérieur, et plus bas encore, la face postérieure de l'oreillette gauche. Il s'ensuit que le contact du cœur avec la colonne vertébrale n'est que médiat et que jusqu'à la cinquième dorsale, il ne s'exerce, en temps normal, que par l'intermédiaire de l'œsophage qui se trouve ainsi comprimé.

Mais, si l'on suppose une augmentation de volume de ce cœur, de cause quelconque du reste, car il n'importe en rien qu'elle soit d'origine myocardite ou péricardique, la surface d'application, sur la colonne vertébrale, de ce viscère augmentera proportionnellement à ses propres dimensions. Directement ou indirectement, l'œsophage s'en trouvera donc comprimé sur une plus grande surface. Son calibre sera aussi d'autant plus affaissé que le poids supporté sera plus grand et l'attitude du malade plus propice et cela nous donne la raison des accidents présentés quelquefois par les malades atteints de péricardite postérieure.

C'est du moins l'idée première que l'on se fait de l'origine de la péricardite dite hydrophobique, telle que nous la connaissons surtout depuis la thèse de P. Bourceret[1]. Cet auteur

---

1. P. Bourceret, De la dysphagie dans la péricardite et en particulier dans la péricardite à forme hydrophobique (*Thèse*, Paris, 1877, n° 114).

fait cependant remarquer à juste titre, en s'appuyant sur ses propres, constatations et sur les travaux de Trécourt[1], de Gendrin[2] et de Testa[3], qui l'avaient précédé dans cette voie, que le poids seul du liquide n'est pas suffisant pour expliquer le développement de cette forme hydrophobique. Il la considère comme fréquente, alors cependant qu'elle est véritablement rare, si l'on s'appuie pour émettre cette opinion aussi bien sur la pauvreté de la littérature à cet égard, que sur l'impossibilité où j'ai été, par exemple, de la rencontrer malgré une attention soutenue depuis plusieurs années à cet effet.

Quoi qu'il en soit de cette question de rareté, il reste donc à caractériser cette espèce nosologique, quitte à revenir plus tard sur sa pathogénie. Pour ce qui est de la symptomatologie il ne peut y avoir de doute ; la péricardite hydrophobique de Trécourt et de Gendrin est bien restée celle de Bourceret.

Écoutons donc ces différents auteurs : « Dans le commencement de l'année 1746, écrit Trécourt, il régna parmi les soldats de la garnison de Rocroy une maladie inflammatoire dont les symptômes étaient à peu près les mêmes que ceux de la péripneumonie, mais beaucoup plus violents.

La difficulté de respirer était extrême. Il y avait un long intervalle de l'expiration à l'inspiration, mais celui de l'ins-

---

1. Trécourt, Mémoires et observations de chirurgie (in Bourceret).

2. Gendrin, Leçons sur les maladies du cœur et des gros vaisseaux faites à la Pitié en 1848-1851.

3. Antonio Guiseppe Testa, Delle malatie del cuore, t. III, cap. v, n° 3, Firenze, 1823.

piration était si court qu'à peine l'air pouvait-il parvenir aux premières divisions des bronches. Les malades souffraient une soif extraordinaire et éprouvaient, lorsqu'ils voulaient boire, le syndrôme le moins équivoque de l'hydrophobie...

Les malades se plaignaient d'une douleur aiguë et fixe à la région du cœur qui répondait postérieurement à la partie opposée, semblable à celle que pouvait provoquer un clou qui traversant la poitrine tendrait à rapprocher le sternum de l'épine du dos.

Cette maladie était accompagnée de plusieurs autres symptômes savoir : des nausées continuelles... elle était contagieuse car elle se communiquait à ceux qui avaient soin de ces malades... « Tous avaient la substance du cœur ulcérée ».

Testa signale un début tout à fait différent. Son malade fut pris de fièvre très forte, de difficulté dans la déglutition et dans l'ouverture de la bouche telle que, de plusieurs jours, il ne fut pas possible d'observer l'état de la gorge. Le troisième et le quatrième jour la fièvre était plus forte, la respiration haletante, la douleur à la gorge très grande et la déglutition toujours difficile. Puis le pouls baissa, une enflure notable apparut à la parotide droite, qui cessa presque aussitôt, et la maladie se termina par la mort le dixième jour. A l'autopsie on ne trouva rien dans la gorge ; mais le médiastin, le diaphragme, la partie supérieure de l'estomac, la convexité du foie étaient enflammés. La péricarde « grossi et durci était rempli d'une matière abondante, sanieuse et fétide. Le cœur était tout désorganisé et sa surface toute ulcérée ».

Chez le malade de **Testa** l'hydrophobie n'existait pas. Cependant Bourceret accepte cette observation à cause de la dysphagie, qu'il considère comme l'indice d'une péricardite hydrophobique fruste. Le symptôme est évidemment œsophagien. Du reste Testa pouvait écrire : « Personne que je sache jusqu'ici n'a fait mention des symptômes d'angine qui non seulement accompagnent les symptômes d'une inflammation du cœur, mais aussi les cachent sous une apparence d'origine simple ».

Cette *forme dysphagique* est donc à retenir et nous devrons chercher à l'expliquer plus tard.

Mais auparavant voyons quels sont, pour Bourceret, les signes cardinaux de cette étrange maladie. Il en dit dans la définition qu'il en donne que « c'est une forme de péricardite, dans laquelle on trouve, avec les symptômes ordinaires de l'inflammation du péricarde, une *dysphagie* extrême, de *l'hydrophobie* et une *dyspnée* tenant à des contractions spasmodiques du diaphragme ». Si la première période en est souvent difficile à saisir, il n'en est plus de même quand la maladie s'accentue, car elle a à ce moment une allure théâtrale où la « mise en scène est terrible ». Devant cette asphyxie on a l'anxiété d'une maladie de la gorge, des poumons ; on est tenté d'ouvrir la trachée, on se demande si on n'a pas affaire à un rabique et l'on perd ainsi un temps précieux. Puis, tout d'un coup, apparaissent immédiatement l'hydrophobie et les secousses convulsives du diaphragme, entraînant des accès intermittents. de dyspnée dans lesquels le malade succombe bientôt.

Celui de Bourceret respirait assez bien pendant trois ou

quatre respirations peu amples du reste, puis tout à coup il survenait une inspiration brusque, suivie immédiatement d'une expiration précipitée ; le malade était alors en proie à une grande anxiété et se jetait sur son lit à droite et à gauche, en disant avec grande peine ces mots « j'étouffe ».

Deux ou trois respirations se succédaient avec ce même caractère, et alors la face se cyanosait, puis reparaissait un calme relatif. Puis les lèvres et la face redevenaient rosées, et il ne restait qu'une coloration blanc grisâtre des ailes du nez et du pourtour de la bouche.

A l'auscultation du cœur on ne trouvait rien ; mais lorsqu'on présentait à boire à ce malade, il se détournait avec une horreur évidente du liquide ; la dyspnée augmenta bientôt, il se jetait à droite et à gauche pour éviter le verre.

L'hydrophobie avait cependant quelque chose de spécial : elle était *raisonnée*. Lorsqu'on confiait au malade le verre en lui disant qu'on ne le forçait pas à boire, le liquide l'exaspérait beaucoup moins ; du reste il avait constaté lui-même que lorsqu'on lui donnait peu à la fois, cela lui faisait moins de mal.

Bientôt apparurent des intermittences au cœur, un frottement péricardique très fort à la base de l'organe ; puis survint une douleur latéro-sternale gauche et le malade mourut avec des symptômes d'asphyxie.

A l'autopsie on ne trouva rien dans le pharynx, le larynx, ni l'œsophage. La plèvre gauche était adhérente dans toute son étendue, mais sans liquide. Les adhérences étaient plus considérables et plus rouges au niveau de la plèvre médiastine, qui était fermement symphysée au sac péricardique.

En arrière d'elle le tissu cellulaire était très injecté et d'un rouge vif ; il englobait fortement le nerf phrénique. Dans la péricarde il existait des adhérences anciennes et récentes du sinus supérieur et antérieur et un peu de liquide.

En résumé, cette péricardite spéciale ne relève pas exclusivement de la compression ou de l'excitation spasmodique de l'œsophage puisque, en outre de l'hydrophobie et de la dysphagie, symptômes pharyngo-œsophagiens, on peut observer un début prolongé de phénomènes angineux tenant à la seule excitation du pharynx, qui ne saurait être directement touché par l'inflammation ou la sécrétion du péricarde.

Pareille réflexion s'impose à propos de cette dyspnée entrecoupée spéciale, qui relève de la seule excitation du diaphragme ou du phrénique, tout comme la douleur antéro-postérieure du bord du sternum, qui semble clouer les malades.

La péricardite, telle qu'elle est ainsi décrite par Bourceret, est donc plutôt médiastinale qu'œsophagienne. Du reste quand on lit avec soin l'observation de Bourceret, et celles qu'il donne de Trécourt et de Testa, on se rend vite compte que leurs malades, s'ils avaient bien la péricardite hydrophobique, que ces auteurs ont reconnue, et caractérisée grâce à eux, ne se trouvaient pas dans les conditions les meilleures pour constituer le seul symptôme œsophagien. Il n'est en effet nullement mentionné que leur épanchement fut limité à la seule partie postérieure du péricarde, ni surtout à la région rétro-vasculaire. Il avait entraîné l'inflammation d'autres organes que l'œsophage, dont les lésions ne pouvaient rester silencieuses et ce sont les manifestations de cette extension que nous allons voir maintenant.

6° *Compression du phrénique, du pneumogastrique et du diaphragme.* — Il n'est aucunement besoin d'insister sur l'habituelle douleur ressentie par les malades atteints de péricardite le long de leur *phrénique* et tout le monde connaît celle qui avoisine l'appendice xiphoïde, celle que l'on développe le long du sternum et entre les scalènes. Au soin mis à la décrire par Bourceret et Testa dans la péricardite hydrophobique, il semble bien qu'elle constitue aussi l'apanage des inflammations rétro-péricardites, d'autant que c'est bien sur la partie postéro-latérale du péricarde que se trouve ce nerf. Or, malgré cette intensité plus grande de rapports dans la péricardite postérieure, la douleur du phrénique est certainement plus rare dans cette forme. Cette absence paradoxale de signes rationnels doit en réalité tenir autant à la localisation réelle du liquide dans la séreuse qu'à l'existence ou à l'absence d'extension de l'inflammation dans les tissus voisins.

Qui dit péricardite postérieure dit en effet, presque toujours, péricardite enkystée. Or, l'enkystement peut n'être que de quelques dizaines de grammes, quantité insuffisante pour exciter le phrénique : il peut être situé tout à fait en arrière des vaisseaux et trop loin des phréniques ; ou beaucoup plus en dehors, vers la ligne axillaire, ce qui dégage l'œsophage et ne laisse plus penser qu'à la péricardite antérieure ou latérale ; ou bien il peut n'affecter que la région rétro-apexienne pure dont le phrénique est un peu isolé.

Si l'on tient compte enfin que la péricardite postérieure peut être primitive et isolée, c'est-à-dire sans adjonction de pleurésie du voisinage, on comprendra que le nerf ait pu

fuir l'irritation et ne pas être encerclé dans cette gangue con-
jonctive enflammée dont parle Bourceret.

En tous cas, le fait à retenir est la rareté relative de la
douleur du phrénique dans la péricardite postérieure, ce
qui augmente encore les difficultés de la reconnaître.

b) Pour ce qui est du *pneumogastrique* dont les connexions
avec l'œsophage sont des plus intenses à son point de contact
avec le péricarde, il est certain qu'il peut aussi être compris
dans les masses conjonctives enflammées qui circonscrivent
la face postérieure de la séreuse. Si l'on considère en outre
ses relations anatomiques tant avec le plexus pulmonaire que
le plexus cardiaque, celles du ganglion de Wrisberg, et les
ramifications qu'il produit sur l'estomac, le foie et l'œsophage, on ne pourra s'empêcher de conclure que c'est lui
qui occasionne beaucoup de ces phénomènes nerveux qui paraissent n'avoir rien à faire avec la péricardite et se trouvent
néanmoins sous sa dépendance.

Telles sont les sensations de constriction de la gorge et la
forme angineuse de la péricardite hydrophobique sans que
rien, ni dans le pharynx, ni dans la bouche, ni dans les amyg-
dales, puisse occasionner une gêne semblable. Telle est aussi
la dysphagie supérieure ou inférieure ; car, lorsque l'œsophage n'est pas comprimé, il ne peut être mis personnellement en cause. Telle l'hydrophobie, en tant qu'elle est sous
la dépendance d'une sensibilité exagérée du canal œsophagien. Tel, enfin, cet état nauséeux, qui devient toujours in-
quiétant quand il se prolonge, et qui relève de l'innervation
de la paroi stomacale, tout au moins pour partie.

Mais ce ne sont certainement pas là les bouleversements

fonctionnels les plus graves, s'ils sont les plus curieux à observer.

Il suffit de rappeler l'importante part prise par ce nerf dans la constitution des plexus cardiaque et pulmonaire pour que soient expliqués à leur tout et le ralentissement cardiaque et aussi l'accélération, l'irrégularité et la dépression, enfin l'arrêt syncopal du cœur ; pour que soit éclairée aussi la pathogénie de ces troubles dyspnéiques d'hyperexcitation fonctionnelle suivie de phases apnéiques, qui a si vivement frappé Trécourt et Bourceret. On sait en effet depuis assez longtemps que le tronc du pneumogastrique contient des filets inspirateurs et expirateurs et qu'il peut résulter d'une excitation très brusque une inspiration forcée que suit, par raison de simple épuisement, une pause respiratoire de proportionnelle durée.

J'ai vu se développer sous mes yeux, je l'ai déjà dit, la série, pour ainsi dire totale, de ces accidents, par suite d'une dilatation œsophagienne que j'avais faite en vue de remédier à un rétrécissement cancéreux. Deux premières olives ayant bien passé, je fus poussé à agir avec plus d'énergie et aussitôt j'en utilisai une nouvelle de plus fortes dimensions. Bientôt, et sans aucune apparence extérieure de traumatisme, le malade qui déglutissait avec plus de facilité fut pris d'accidents cardiaques et respiratoires divers, parmi lesquels il était facile de saisir un frottement péricardique généralisé aux deux faces de l'organe et une pluie de râles fins dans l'intérieur de la poitrine, qui témoignaient du peu de minutes qu'il fallait pour que ces deux organes, indemnes auparavant, -fussent assez pris pour menacer la vie à brève

échéance. J'ai toujours pensé, sans en avoir la preuve anatomique, que j'avais traumatisé le pneumogastrique gauche
au travers des parois de l'œsophage et qu'on lui devait à la
fois la péricardite et la congestion pulmonaire simultanées.
Dès lors, puisque ces accidents peuvent être rentrants, pourquoi aussi ne seraient-ils pas sortants? c'est-à-dire extério-
risés par rapport à une péricardite primitive qu'ils signale-
raient à distance, aussi bien dans le pharynx buccal par la
pseudo-angine, que dans l'œsophage par la dysphagie et dans
l'estomac par les nausées?

c) Enfin le *diaphragme* manifeste à son tour et à sa façon
sa souffrance par le seul procédé réactionnel qu'il ait à sa
disposition, la contraction. Née de l'irritation directe de la
fibre ou de celle des nerfs qui la font mouvoir, la contraction
est proportionnelle à l'excitation reçue. Lente, progressive
et persistante dans les irritations moyennes, elle devient
brusque, violente, subite, brutale même et hoqueteuse dans
les irritations plus vives et c'est ainsi qu'on voie ces secousses
dyspnéiques de la péricardite hydrophobique et les pauses
qui leur succèdent.

Mais, outre ce dynamisme perverti, on note aussi du côté
du diaphragme des modifications statiques souvent fort importantes. Quand le poids supporté par l'organe est de plusieurs centaines de grammes et que la vigueur contractile de
la fibre musculaire a fléchi, la voûte diaphragmatique s'affaisse, le liquide péricardique s'étale alors à sa surface, dé-
primant les organes sous-jacents et faisant lui-même bour-
relet dans la région épigastrique. Puis le foie s'enflamme, la
rate s'hypertrophie et la séreuse péritonéale elle-même se

dépolit, complétant ainsi tout un ensemble lésionnel dont les manifestations symptomatiques, nous l'avons vu, sont aussi importantes que variées et qu'il nous faut reprendre maintenant pour les grouper synthétiquement suivant les types de maladies qu'ils simulent, afin d'apprécier derrière ce rideau mensonger le drame qui se joue et menace la vie du malade.

CHAPITRE IV

FORMES CLINIQUES DE LA PÉRICARDITE
POSTÉRIEURE

Une définition s'impose tout d'abord : qu'entend-on par forme clinique d'une maladie ? C'est, me semble-t-il, cette variété spéciale d'évolution, cet aspect, que prend l'affection, en raison de sa localisation prédominante sur un organe moins gravement touché dans la moyenne des cas, comme par exemple la forme rénale de la fièvre typhoïde ; soit, au contraire, la simulation d'une maladie tout à fait différente de celle qui existe en réalité et qui est ainsi voilée « sous des apparences d'origine simple » pour employer l'expression de Testa. Dans ces deux cas la forme clinique dépend de la seule manifestation phénoménale : absente, exagérée ou déviée, vis-à-vis des cas moyens.

Il est une autre catégorie de formes cliniques qui dépendent exclusivement de la localisation anatomique, parce que celle-ci entraîne du fait seul de son existence plutôt en un point qu'en un autre d'un organe, et nécessairement, des réactions fonctionnelles spéciales et diverses et des déformations physiques toujours identiques à elles-mêmes, sauf leur intensité, pour une lésion donnée. C'est pour cela par exemple que la pleurésie diaphragmatique a une allure spéciale, une forme clinique, à elle appartenant exclusivement et différente de la pleurésie ordinaire ou de la pleurésie interlobaire.

Division. — Or, cette double division, *symptomatique* et *anatomique*, doit se retrouver et, en fait, se retrouve dans la péricardite postérieure, déjà spécialisée cependant, précisément parce qu'elle est postérieure.

Nous décrirons donc des formes cliniques de péricardite postérieure :

a) *D'ordre symptomatique.*

b) *D'ordre anatomique.*

Parmi les premières nous passerons en revue :

1° La péricardite postérieure latente.

2° La péricardite postérieure angineuse.

3° La péricardite postérieure dysphagique et hydrophobique.

4° La péricardite postérieure dyspnéique.

5° La péricardite postérieure pseudo-anévrysmatique.

6° La péricardite postérieure pseudo-pneumonique.

7° La péricardite postérieure pleurétique.

8° La péricardite postérieure myocardique.

9° La péricardite postérieure diaphragmatique et péritonitique.

10° La péricardite postérieure douloureuse et paralytique.

11° La péricardite postérieure néphrétique.

Parmi les secondes nous parlerons surtout :

1° De la forme postérieure à évolution antérieure.

2° De la forme exclusivement postérieure avec ses variétés :

a) rétro-vasculaire ;

b) rétro-apexienne ;

c) latérale ;

et pour chacune d'elles, je m'efforcerai d'indiquer la raison de ses caractères prédominants, sa pathogénie et les signes différentiels qui permettront de la distinguer des manifestations symptomatiques en apparence identiques. Je m'aiderai, s'il est nécessaire parfois, des symptômes généraux que j'ai laissés volontairement un peu dans l'ombre, parce qu'ils ne marquent pas des différences assez sensibles et ne sont pas suffisants, à les considérer isolément, pour constituer en l'espèce des séries ou catégories de faits nettement tranchés.

I. — FORMES CLINIQUES D'ORDRE SYMPTOMATIQUE.

Elles sont nombreuses, comme nous avons vu, et propices à l'erreur puisqu'elles déforment toujours le type moyen de la maladie.

1° PÉRICARDITE POSTÉRIEURE LATENTE.

Malgré qu'il puisse paraître irrationnel de commencer par une négation de faits, par une absence de signes, l'étude de la maladie qui nous occupe, il est certain qu'en pourcentage la péricardite postérieure latente doit être la première envisagée, car elle est certainement la plus répandue. C'est celle qui constitue la trouvaille d'autopsie et manque tellement de signes personnels, ou de signes de déplacements organiques, que l'on se trouve dans l'impossibilité absolue d'interpréter les signes généraux accusés par le malade.

Ce dérobement symptomatique tient à plusieurs causes, qui ont été déjà partiellement envisagées, mais sur lesquelles il n'est pas mauvais de revenir. La péricardite postérieure, plus encore que l'antérieure, peut passer inaperçue du fait de l'intensité des phénomènes généraux parce qu'elle ne constitue qu'un épiphénomène dans les graves septicémies. Qui songerait, par exemple, pour une autre raison que celle de la possibilité, à parler de péricardite postérieure dans un grave puerpérisme, où l'on noterait, en même temps que des signes génitaux ou péritonéaux, des infarctus pulmonaires suppurés, accompagnés ou non de pleurésies de même nature? Ces derniers ne paraîtraient-ils pas suffisants pour expliquer la totalité de la dyspnée et des troubles circulatoires?

De même, la péricardite postérieure est souvent latente parce qu'elle est la seconde en date et qu'elle ne se développe que par extension et, en quelque sorte, complication d'une inflammation plus grave du voisinage. Après les broncho-pneumonies, les gangrènes pulmonaires, les pleurésies suppurées, ou, encore, après les endocardites infectieuses et les myocardites suppurées, la péricardite peut s'installer sournoisement et ne se traduire que par une augmentation de la faiblesse cardiaque.

Elle peut enfin rester silencieuse du seul fait de la petite quantité de liquide sécrété. Il va de soi qu'un épanchement séreux de quelques dizaines de grammes ne serait considéré par aucun médecin comme susceptible de produire des signes physiques, les seuls indiscutables, d'une péricardite, de telle manière que son diagnostic ne put faire de doute. Il n'en va pas tout à fait ainsi, il est vrai, quand le liquide est purulent, car il n'agit pas en ce cas par sa seule masse, mais encore par sa nocivité tout à fait spéciale pour la fibre musculaire. Aussi n'est-ce que par les signes fonctionnels d'hypotension, dont la survenance est d'habitude brusque, autrement dit par le fléchissement subit et irrémédiable du cœur, que le diagnostic pourra être tenté. Il se confirmera si l'infection dont le malade est atteint est profonde et susceptible de provoquer des abcès métastatiques, suivant son ordinaire évolution, comme l'infection pneumococcique ou staphylococcique a coutume de le faire. Quand l'attention du clinicien est attirée de ce côté et si la survie du malade est assez longue, il sera souvent possible d'assister à la déformation progressive du schéma de matité et aux compressions successives qui assureront la reconnaissance de la maladie, car sa méconnaissance ne dépend souvent que d'une insuffisance d'examen.

2° Forme angineuse.

La simulation de la pharyngo-amygdalite par la péricardite postérieure est des plus rare et je ne connais à cet égard que l'observation de Testa déjà citée. Quand cependant on la lit avec soin, on voit qu'il n'est pas en ce cas question seulement de simulation, mais d'une véritable complication

latéro-pharyngée surajoutée certainement à l'infection péricardique. Il y est dit, en effet, d'après Bourceret, que
malgré qu'à l'autopsie on n'ait pas retrouvé la plus petite
trace d'infection dans la gorge et seulement un peu de sérosité purulente dans la trachée, le malade, quelques jours
après avoir présenté de la difficulté de la déglutition et dans
l'ouverture de la bouche, vit tout d'un coup ses accidents
s'aggraver. L'examen de la bouche devint impossible, la douleur à la gorge très grande et il apparut « une enflure
notable à la glande parotide droite », enflure qui se dissipa
le même jour.

Bien que cette parotidite ait été tout à fait fugace et qu'elle
n'ait fait son apparition que plusieurs jours après le début
des accidents, il semble cependant difficile d'isoler ces deux
faits l'un de l'autre.

Mais si, dans le cas de Testa, la localisation parotidienne
peut prêter à interprétation spéciale et faire discuter l'existence même de la *forme angineuse* que nous décrivons, il
n'en reste pas moins que celle-ci est acceptée absolument
par Bourceret et catégorisée comme un diminutif de la forme
hydrophobique. Faisons donc comme lui et voyons quelles
sont les lésions pharyngées qui peuvent la simuler et desquelles elle doit être distinguée.

Les premières sont évidemment les angines vraies et, plus
particulièrement, les amygdalites. Point ne serait besoin de
discourir longuement à leur sujet si l'examen de la région
atteinte était facile, ou seulement possible ; mais Testa, nous
l'avons vu, insiste sur l'impossibilité de faire ouvrir la
bouche de son malade, Or, ce symptome même mérite

de nous arrêter, car il est tout à fait exceptionnel que les angines soient assez douloureuses pour empêcher toute ouverture buccale.

En outre, les localisations inflammatoires de la gorge sont progressives et permettent au médecin d'assister à leur extension. Il faut enfin noter que la région pharyngo-amygdalienne est trop riche en lymphatiques pour que son infection ne retentisse pas fatalement sur le système ganglionnaire avoisinant. Il en résulte que si, pendant plusieurs jours et sans progression, on constate de la dysphagie très marquée avec impossibilité d'ouvrir la bouche, sans retentissement ganglionnaire, la lésion ne sera pas locale et qu'il faudra chercher ailleurs la cause de cet état.

Pour peu que l'on note en ce cas une symptomatologie quelconque pouvant rappeler, fût-ce d'une manière tout à fait fruste, la compression ou l'excitation du pneumogastrique et que l'on n'en puisse voir la raison le long du cou, il faut aussitôt chercher dans la région médiastinale et cela suffit à faire penser à la péricardite postérieure. Dès lors que l'on a pu y croire, le diagnostic est fait à moitié et il ne s'agit plus que de le contrôler par les procédés spéciaux que j'ai déjà décrits.

Quelle que soit du reste la raison de réactionner du pneumogastrique, il ne nous importe que relativement peu. Que ce soit par action directe sur la paroi pharyngée, ou par excitation centripète et réflexion bulbaire, il n'en resterait pas moins que ce nerf serait l'occasion de la dysphagie en cause et le lien entre la péricardite et cette manifestation aussi éloignée qu'anormale.

3° Forme dysphagique et hydrophobique.

Ce sont là les second et troisième termes d'une série qui, ayant fourni des signes purement amygdaliens tout d'abord, nous a conduits ensuite aux signes pharyngés et enfin à ceux de l'œsophage, dont le prototype si net est la péricardite hydrophobique.

Je les rappelle brièvement. Le malade présente une « dysphagie extrême », dit Bourceret, et aussi une telle crainte de la déglutition qu'il manifeste une « horreur évidente du liquide ». Mais Bourceret se hâte d'ajouter que cette hydrophobie a bien quelque chose d'inattendu puisqu'elle est « raisonnée ». Si le malade se refuse à boire une quantité importante de liquide en une fois, il accepte cependant de fragmenter ses déglutitions de manière à ne prendre à la fois qu'une petite quantité, parce que celle-ci est beaucoup moins douloureuse. Il n'y a donc pas de manifestation violente de défense, à moins qu'on ne veuille imposer une déglutition pénible et cela est caractéristique.

Avec quoi peut-on confondre en effet la péricardite hydrophobique ? avec un corps étranger œsophagien ? avec une œsophagite aiguë ? ou avec la rage ? mais les signes différentiels sont assez nets pour qu'il ne puisse subsister un doute à leur propos.

Le corps étranger de l'œsophage peut en effet entraîner une résistance du malade à toute espèce de déglutition, aussi bien liquide que solide, et si on le violente, une impossibilité totale de faire progresser les aliments du fait du spasme qu'ils entraînent.

Il me souvient d'une histoire quelque peu drôlatique qui arriva à un vieux magistrat pour avoir voulu manger sans assez de surveillance et trop d'empressement de la soupe aux choux qu'il adorait. Ayant eu soin de la corser d'une salaison de cochon, il se trouva que ce magistrat avala par mégarde une portion volumineuse de vertèbre de cet animal, qui érailla fortement son œsophage. La douleur fut aiguë et un spasme violent s'en suivit, qui fit penser à ce pauvre homme que l'os était toujours fixé dans l'œsophage. « Je l'ai là », me disait-il tous les jours en me montrant le haut de la poitrine et il m'empêche de boire et de manger. Aussitôt, en effet, que la déglutition commençait la gorge se resserrait et les aliments refluaient dans la bouche. Au bout de cinq ou six jours, la conviction de la mort prochaine par inanition était telle que mon malade adopta sur son fauteuil l'attitude qu'il jugeait la plus commode pour s'endormir paisiblement et il ne me fallut rien moins que le cathétérisme de l'œsophage pour lui prouver que la perméabilité était rétablie. D'hydrophobie vraie, il n'y en avait donc pas, mais seule persistait la crainte de la douleur dans la déglutition et la certitude que les premières voies étaient obstruées ; la phobie des corps étrangers avait succédé à la vertèbre du cochon.

L'*œsophagite* sans corps étranger agit à peu près de même. Tous les caustiques la provoquent et je l'ai vue très accusée chez un distillateur d'eau-de-vie à la suite de fort nombreuses dégustations qu'il avait faites pour des achats importants.

Une stomatite aiguë s'était jointe à l'œsophagite et celle-ci entraîna l'impossibilité absolue de s'alimenter pendant une quinzaine de jours. Mais, pas plus dans ce cas que dans l'autre, il n'y avait de véritable hydrophobie. Bien loin de refuser tout aliment liquide, le malade en humectait sa bou-. che à chaque instant et se trouvait fort heureux quand, à la suite d'efforts répétés, il parvenait enfin à en faire pénétrer quelques gouttes dans son estomac au prix de la douleur la plus vive. Dans cette circonstance, comme chez mon magis- trat, le souvenir de l'origine était précis dans l'esprit du malade et il ne pouvait y avoir de doutes sur les relations de causalité permettant d'affirmer le diagnostic. Cependant une erreur eut été facilitée dans ce cas par le fait que, outre le spasme œsophagien, le malade avait aussi un hoquet in- cessant, signe, comme on le sait, d'excitation du diaphragme et du phrénique, comme peut les provoquer la péricardite.

Ce qui frappe au contraire dans l'hydrophobie de la péri- cardite, c'est la disproportion évidente entre la quantité de la douleur œsophagienne, la violence de l'hydrophobie et le défaut de lésions des premières voies. Là aussi le souvenir disparaît, qui permettrait de rattacher cette symptomatologie bruyante à une cause assurée et c'est cette latence qui in- trigue et égare parfois le diagnostic du côté de *la rage*. Il n'y a cependant pas que des apparences de similitude entre les deux affections et les dissemblances sont nombreuses aussi. Tout d'abord l'état d'esprit est différent. Pour qui a vu mou- rir un enragé le tableau est trop dramatique pour être con- fondu avec tout autre. Le malade a été mordu depuis quel- ques semaines et quand arrive la fin de la période d'incubation et que les accidents vont éclater on le voit triste, isolé, taciturne. Interrogé, il ne répond qu'avec hésitation et se garde d'appeler l'attention sur l'accident qui lui arriva, de peur de voir confirmer ses craintes à ce sujet.

Puis, quand la maladie progresse et que le bulbe s'imprègne de virus, l'hydrophobie apparaît, mais celle-là n'est pas partielle, accommodante et « raisonnée ». Elle est subite, totale d'emblée, angoissante et définitive. Le malade ne tourne pas la tête de l'un à l'autre côté pour échapper à la nécessité de boire ; projetant ses bras en avant il écarte violemment le vase qu'on lui présente et pour peu que l'on insiste est pris d'une sensation de strangulation des plus grave. Renversé sur son lit, comme dans certains abcès rétro-pharyngiens, les mains autour du cou, les yeux exorbités, il tombe bientôt dans une attaque de délire où dominent les hallucinations.

Ce sont tantôt la vue de grosses araignées qui viennent vers le lit, tantôt des effleurements dans les jambes qui font croire au patient qu'elles montent déjà jusqu'à son corps ; c'est aussi quelquefois la perception auditive d'une phrase mal sonnante qui excite le malade. Souvent à ce moment s'il n'a pu se ressaisir moralement, il se jette sur les personnes qui l'entourent, bavant comme un chien enragé, et tâchant de les mordre, quitte à obéir et à reprendre son repos si le médecin a su conquérir sa docilité et lui faire entendre raison.

Combien cette hydrophobie est différente de l'autre et comme on sent bien, par ces troubles cérébraux prédominants, qu'une même infection a frappé d'emblée et pour toujours à la fois le bulbe et le cerveau, tandis que les accidents graves sont respiratoires en même temps que digestifs chez le péricardique.

Pourquoi donc et comment se produisent-ils chez ce dernier ? J'ai déjà dit les relations du pneumogastrique avec le péricarde et rappelé l'innervation qu'il fournit aux parois de l'œsophage. Il est bon d'y revenir encore, car il est évidemment difficile d'expliquer la fréquence de la péricardite et la rareté de sa forme hydrophobique.

Il semble cependant que la raison de cette divergence peut tenir aux renseignements insuffisants communiqués dans les diverses observations à propos de la nature et de la localisation du liquide de la péricardite. Il est en effet démontré et la péricardite en fournit des exemples fréquents, que toutes les infections n'entraînent pas fatalement un retentissement de même ordre sur les séreuses voisines. Leur gravité peut être divisée, à ce point de vue, en trois séries : la plus importante entraînant une pleurésie purulente comme la péricardite ; la seconde, où la pleurésie n'est que séreuse pour une péricardite purulente ; la troisième enfin où aucune réaction pleurale ne s'est manifestée pendant la péricardite purulente.

Or, s'il en est ainsi quand du pus a été épanché dans le péricarde, combien fréquemment n'arrivera-t-il pas qu'aucune réaction pleurale ne survienne du fait d'un épanchement séreux de la même cavité. Si je parle ici toujours de la part prise par la plèvre, c'est pour offrir un exemple de réaction facile, du fait de la similitude des tissus et des connexions lymphatiques qui lient les deux séreuses, et il me paraît indiscutable que le tissu cellulaire qui les avoisine ne saurait s'enflammer plus facilement qu'elles-mêmes. De tout cela il résulte que la péricardite isolée, ou même accompagnée, ne peut pas toujours mettre en cause le pneumogastrique.

On pourrait aussi faire intervenir la question du siège de la collection purulente ; la péricardite postérieure ayant des chances bien plus grandes de retentir sur les organes du médiastin que la péricardite totale, dont le liquide peut quelquefois abandonner le cul-de-sac postérieur dans les changements d'attitude. Au surplus, cette excitation du pneumogastrique peut se faire par ses extrémités nerveuses, sans que son tronc ait été altéré par la lésion voisine : Bourceret en a donné un exemple indiscutable.

C'est du reste pour cette raison qu'il a émis l'hypothèse suivante sur l'origine du syndrome hydrophobie et sur sa rareté. Pour lui, il serait dû à l'action simultanée du pneumogastrique et du phrénique. Celui-ci mettrait, en raison de son excitation, la moëlle dans un tel état de tension qu'il suffirait ensuite d'une légère irritation surajoutée de ce phrénique lui-même, ou du pneumogastrique, pour produire le réflexe œsophagien et l'hydrophobie. Mais la lésion indispensable serait celle du phrénique, qui ne se produirait que lorsqu'on noterait la simultanéité de l'infection pleurale et péricardique parce que le nerf se trouvant enserré entre les deux séreuses participe à l'inflammation du tissu cellulaire qui les réunit, tandis qu'ils résiste très bien à l'inflammation de l'une de ces séreuses prises isolément.

Cette opinion a évidemment quelque valeur et mérite

qu'on la discute, mais, à vrai dire, et malgré que les expé-
riences apportées par Bourceret à l'appui de son opinion paraissent justificatives, il n'en reste pas moins qu'il est de
connaissance clinique que la péricardite hydrophobique est
de préférence la péricardite postérieure et que c'est précisé-
sément celle-là qui paraît toucher, moins que les autres variétés, le phrénique. Du reste, si on recherche les observations dans lesquelles les deux séreuses ont été prises à la
fois, on peut voir se développer et péricardite et pleurésie
sans que le phrénique ait été touché. Il en est ainsi dans
l'observation de Daguéret et Mortagne, (nº XXI de Maucuer),
où Rigal note le défaut de réaction du phrénique et commet
par suite une erreur, en ne pensant qu'à leur collection pleurale alors qu'il existait simultanément à elle une collection
péricardique de 1 800 grammes.

Le débat n'est donc pas clos au point de vue pathogénique,
mais il n'en reste pas moins que l'hydrophobie est l'apanage
des péricardites postérieures isolées, ou à prédominance
postérieure.

4° Forme dyspnéique.

Les accidents dyspnéiques ne sont pas toujours univoques
et il y aurait lieu d'établir ici plusieurs subdivisions pour
schématiser les troubles respiratoires que peut entraîner la
péricardite postérieure. Il va sans dire, en effet, que suivant
qu'elle reste limitée à la région rétrocardiaque ou que, postérieurement, elle envahit les parties latérales et antérieures

du cœur, l'action de compression exercée sur le myocarde sera plus ou moins considérable.

Il faut noter aussi que la dyspnée ne naît pas exclusivement de cette compression myocardique, mais qu'elle peut encore relever des troubles apportés à l'innervation des muscles inspirateurs. C'est pour ces raisons qu'on isole facilement trois types dyspnéiques : le premier, où la gêne est continue, progressive et fonction de la pression exercée sur le cœur ; le second, où elle est paroxystique et sous la dépendance de l'action exercée à distance dans le diaphragme, par les nerfs enflammés ; le troisième enfin, où elle n'est qu'accidentelle et dépend de l'attitude prise par le malade ; c'est la forme posturale.

a) Type continu et progressif. — Ce n'est pas à la péricardite postérieure seule que peut être toujours attribué l'ensemble des accidents dyspnéiques présentés par le malade. Complication fréquente, nous l'avons vu, d'infections du voisinage et notamment de la plèvre et du poumon, elle n'est que partie dans l'ensemble des lésions et ses manifestations symptomatiques se ressentent de cette restriction. Elle marque cependant une étape nouvelle dans l'évolution de la maladie, en ce sens qu'elle la modifie dans son allure, la rend plus grave immédiatement, et par le fait que les accidents dyspnéiques présentés sont souvent hors de proportion avec les reliquats inflammatoires du poumon et de la plèvre.

C'est quand la péricardite se développe que l'on note la congestion cyanotique de la face, sa bouffissure, le gonflement des paupières et des jugulaires, la torpeur progressive, la tendance au sommeil, le délire léger, la petitesse du pouls et son opposition avec la brusquerie et l'étendue du choc cardiaque dans le cas où le cœur a été soulevé et projeté contre la paroi : alors aussi on note des irrégularités dans les pulsations et une cachexie cardiaque rapide aboutissant soit à la syncope à répétition, soit à la dilatation avec asystolie.

Mais le phénomène le plus net, qui appela mieux que tout autre mon attention sur la possibilité de la péricardite postérieure, c'est la persistance des accidents dyspnéiques malgré l'intervention déjà faite sur les lésions du voisinage. C'est ainsi que l'on voit la dyspnée persister sans diminution malgré l'évacuation d'une pleurésie à grand épanchement et malgré l'amélioration d'une congestion pulmonaire. Il devient évident, par ce fait, que l'obstacle circulatoire réel n'était pas celui sur lequel on avait agi et qu'il faut le chercher ailleurs que dans la plèvre et le poumon ; la constatation de cette divergence constitue à elle seule la moitié du diagnostic.

b) Type intermittent et paroxystique. — C'est celui que Bourceret a si bien décrit : « Le malade, dit-il, était assis sur son lit, il respirait assez bien pendant trois ou quatre respirations peu amples du reste, puis tout à coup il survenait une inspiration brusque, suivie immédiatement d'une expiration précipitée, le malade était alors en proie à une grande anxiété et se jetait à droite et à gauche de son lit en disant avec grande peine « j'étouffe ».

« Deux ou trois respirations se succédaient avec ce même caractère, et alors la face se cyanosait, puis reparaissait un calme relatif, alors les lèvres et la face redevenaient rosées, et il ne restait qu'une coloration blanc grisâtre des ailes du nez et du pourtour de la bouche ».

Trécourt écrit de son côté : « La difficulté de respirer était extrême. Il y avait un long intervalle de l'expiration à l'inspiration, mais celui de l'inspiration était si court qu'à peine l'air pouvait-il parvenir aux premières divisions des bronches ».

Ces deux descriptions se ressemblent à bien des points de vue. Elles indiquent, sans qu'il soit nécessaire d'y insister, la contraction spasmodique du diaphragme, indépendante de toute lésion de ce muscle, et parfois même sa tétanisation. La dyspnée qui en résulte présente ainsi une certaine analogie avec celle de la coqueluche et surtout de la pleurésie dia-phragmatique dont nous aurons l'occasion de parler plus tard.

c) Type postural. — Je ne l'ai vu signalé par aucun auteur et cependant il me paraît capital tellement il est net et facile à reproduire par l'attitude provocatrice ; c'est pour cela que je le désigne sous le type de *postural.* N'est-il pas curieux en effet d'observer qu'un malade ne souffre aucune-ment de sa maladie, au point de vue respiratoire, s'il ne se met dans une attitude donnée ? Mais que, par voie de con-traste, cette attitude provoque chez lui une telle gêne, une telle angoisse, qu'elle ne pourrait être longtemps supportée sans danger pour la vie et qu'en fait le malade succombe brusquement quand l'attitude s'exagère ou se prolonge, comme dans l'observation de Duflocq, qui n'en fut pas frappé.

J'ai noté expressément le développement et la reproduc-tion de cet accident chez le typhique dont j'ai relaté l'obser-vation. Il consistait dans le fait que lorsque le malade s'as-seyait en se penchant en avant, il survenait une dyspnée très vive et une gêne circulatoire tellement considérable que le pouls faiblissait aussitôt pour disparaître complètement quand la flexion se continuait ; mais, au contraire, les pulsations redevenaient fermes et la respiration facile quand le malade s'étendait à nouveau dans le décubitus dorsal.

J'ai retrouvé dans la belle relation de la maladie de Riquetti-Mirabeau, que nous a laissée Cabanis, une constatation analogue à la mienne et dont il ne fut pas non plus fait état ; c'est la suivante : « Volney vient de me dire, écrit Cabanis, que Mirabeau avait éprouvé devant lui, peu de temps après sa présidence, *pour s'être penché trop précipitamment,* de vives angoisses précordiales, au point de tomber presque en faiblesse ; mais cet accident se dissipa comme l'éclair et n'eut aucune suite ». L'autopsie démontra plus tard que le grand tribun était mort cependant des suites d'une péricardite.

Quoi que l'on cherche pour interpréter semblable oppression, on ne trouve, me semble-t-il, pour l'expliquer, que la conception d'une pression supportée par le cœur, d'arrière en avant, et du fait de l'attitude adoptée. Au reste l'autopsie de Duflocq est affirmative sur le fait de l'existence de la péricardite. J'estime cependant que cet accident a d'autant plus de chances de se produire, ou pour dire toute ma pensée, n'a guère de chance de se produire qu'autant que l'épanchement est postérieur sans doute, mais qu'il est en outre ou enkysté ou empêché d'une manière quelconque d'obéir aux lois de mise en niveau du fait de l'attitude, et, enfin, qu'il siège plutôt en arrière des vaisseaux du pédicule, que de la région de la pointe.

Cette constatation est donc de haute valeur car elle en fait le seul signe fonctionnel indiscutable de la péricardite postérieure, et indique sa véritable situation. Seuls quelques anévrismes de la portion concave de la crosse de l'aorte et du début de sa portion descendante peuvent occasionner quelques signes analogues, mais nous verrons dans la suite comment on peut les différencier de la péricardite postérieure.

5° FORME PSEUDO-ANÉVRISMATIQUE.

Malgré que cette affirmation puisse paraître paradoxale, la péricardite peut absolument revêtir les caractères d'un anévrisme de l'aorte, mais, à l'encontre de ce que nous avons vu dans les formes précédentes, la simulation tient non pas à un ensemble de signes fonctionnels plus ou moins comparables dans les deux lésions, mais à des signes physiques, d'autant plus troublants qu'ils sont plus nets.

En décrivant la péricardite postérieure j'ai eu soin de mettre en opposition la discordance qu'elle entraînait, vis-à-vis de la péricardite antérieure à épanchement, pour ce qui était de l'état du cœur. Par suite de l'élévation de cet organe et de son application plus exacte contre la paroi thoracique, alors surtout que la péricardite est rétro-vasculaire, on note sur cette paroi thoracique une série de signes qui font partie tellement intégrante de la symptomatologie de l'anévrisme qu'on ne pense guère qu'à ce dernier.

En effet l'aire de matité cardiaque est d'abord augmentée dans de très notables proportions, du fait de la disparition de la matité relative du cœur. Au lieu d'être matelassé par la languette pulmonaire antérieure, cet organe s'en dégage en la repoussant vers l'aisselle ; dès lors la projection phonique se fait sans obstacle et le cœur apparaît sur la paroi tel qu'il est en réalité, c'est-à-dire augmenté souvent de volume par suite de la gêne qu'il éprouve à se décharger du sang qu'il contient. Il semble ainsi qu'il s'est superposé à lui-même une masse capable de produire la même symptomatologie.

En outre, comme le cœur est *élevé,* jusqu'à la clavicule parfois, et que ces déplacements ascensionnels n'ont pas coutume d'être observés, il s'en suit qu'en concordance de l'augmentation de matité dont je parlais tout à l'heure, il semble bien que quelque chose s'est surajouté au cœur lui-même dans la région de son pédicule.

Or, que pourrait-ce être, sinon un anévrisme, quand on perçoit dans toute cette zone mate agrandie, dans cette zone mate surélevée jusqu'à la clavicule, des battements vigoureux, plus vigoureux que d'habitude, en synchronisme systolique? Quand donc l'idée viendrait-elle que cette augmentation dans la propulsion cardiaque peut être due à une péricardite quand celle-ci a pour caractère de la diminuer toujours dans ses formes ordinaires ?

Si l'on ajoute à ces signes ceux qui proviennent de la compression du pédicule cardiaque, presque constante dans l'anévrisme, mais possible aussi dans la péricardite, c'est-à-dire la bouffissure de la face, la protusion oculaire, le gonflement des jugulaires, la déformation en pèlerine, la tête de Méduse thoracique, l'affaiblissement du pouls, les signes asystoliques éloignés, ceux d'épanchement dans les séreuses, les signes de congestion pulmonaire et la dyspnée, on réunit d'une manière frappante, dans le même tableau, tout ce qui résulte d'une augmentation de volume de la crosse de l'aorte, sans songer un seul instant à la péricardite postérieure.

Ne pas songer à celle-ci est précisément la grande faute car, dès lors qu'on y a pensé, on peut la différencier de la symptomatologie anévrismatique et voici comment.

La matité de l'anévrisme est en effet *superposée* à la matité cardiaque qui s'en trouve augmentée, mais du fait de cette superposition, cette dernière est déformée. On ne retrouve plus la continuité des limites cardiaques et les initiales de courbes ne se ferment plus sur un schéma figuratif de la matité cardiaque, même transformée par la dilatation d'une ou de plusieurs de ses cavités constituantes. L'augmentation de l'aire est tout entière en effet supra-cardiaque et se caractérise, malgré sa diversité habituelle de contours, par trois formes principales.

Ou bien elle se produit sur le seul bord droit du sternum, dans le second et le premier espace intercostal droit, et elle occasionne alors la matité en casque, en bonnet phrygien, que Potain a si bien décrite, et qui est caractéristique de la distension excentrique de la portion ascendante de la crosse de l'aorte.

Ou bien elle tend à prendre une forme générale sphérique, de 15 centimètres de diamètre parfois, et elle déborde en ce cas la fourchette en arrière un peu au-dessus et un peu au-dessous de la proéminente, donnant encore un aspect géné-

ral arrondi et c'est là un bon signe différentiel d'avec la péricardite. En ce cas elle résulte non plus d'une déformation
excentrique de la portion ascendante de la crosse, mais souvent d'un développement en virole de cette crosse aortique.
C'est la dilatation cylindroïde.

Enfin la déformation anévrismatique peut s'installer sur le
seul bord gauche du sternum et c'est celle-là surtout que
figure la péricardite postérieure. L'anévrisme dépendant
alors de la portion descendante de la crosse se trouve en effet
plus éloigné que précédemment de la paroi ; il ne la déforme
donc que phoniquement, mais non matériellement. Du fait
de cet éloignement les battements sont moins violents que
dans les formes précédentes et rappellent ainsi ceux du cœur
surélevé, mais le cœur ne s'observe plus à la place normale
et cela doit appeler l'attention.

Bien plus, quand dans l'anévrisme, quel qu'il soit, il se
produit des signes de compression pédiculaire, ceux-ci résultent de l'action supportée par le cœur *au-dessus* de ses
oreillettes et non en arrière de celles-ci ; la pointe *s'abaisse*
alors au lieu de *s'élever* et témoigne ainsi que la masse cardiaque a été projetée dans l'intérieur de la cage thoracique,
au lieu d'avoir tendance à en être chassée.

Ce sont là des signes délicats sans doute, mais fort importants et tout à fait précis. Si l'on y ajoute ceux qui proviennent de l'action exercée sur le pouls par l'anévrisme,
c'est-à-dire le fléchissement unilatéral et, plus encore, l'asyn-
chronisme; si on y ajoute encore l'augmentation de la tension artérielle dans l'anévrisme et son abaissement dans la
péricardite, la dyspnée posturale de cette dernière que l'on

ne retrouve pas dans l'anévrisme avec la même netteté, en
ce sens qu'elle ne cesse jamais quelle que soit l'attitude
prise, on a des chances d'aboutir au diagnostic exact. Enfin
la projection postérieure de l'anévrisme se fait sur le haut de
la colonne vertébrale dorsale et celle de la péricardite vers
la sixième vertèbre et l'on est ainsi amené à rechercher le
schéma caractéristique de la ligne axillaire postérieure gauche, que j'ai déjà décrit. J'ai dit avec assez de détails qu'il
ne se rencontrait que dans la péricardite postérieure.

Il suffit d'avoir inscrit, même imparfaitement, cette déformation pour qu'en revenant sur le plan antérieur et à
l'aide d'index placé sur le cœur on s'assure de la réalité du
synchronisme de la pointe et la masse sous-claviculaire, ou
de sa non-existence. Dans le premier cas la masse entière est
cardiaque et le cœur est surélevé en totalité ; dans le second,
une partie de la matité revient au cœur et l'autre à l'anévrisme qui retarde le cours du sang et ne se développe que
quand le cœur entre déjà en diastole. Cette nouvelle discordance est la preuve finale qu'il n'y avait pas de péricardite
postérieure.

6° FORME PSEUDO-PNEUMONIQUE.

C'est une des plus difficile à reconnaître, car ce n'est plus
en présence d'une fausse pneumonie qu'on se trouve parfois,
mais d'une pneumonie vraie, cause ou effet de la péricardite
postérieure suivant les circonstances, mais toujours capable
de cacher cette dernière. Nous devons donc nous placer en
face de ces deux alternatives pour faire le diagnostic.

a) *La pneumonie est-elle primitive* ? Elle siège dans ce cas le plus habituellement du *côté gauche* ; car s'il est indiscutable qu'elle peut agir en tant que manifestation principale d'une infection pneumococcique capable, outre cette pneumonie, de provoquer encore des pleurésies, des arthrites, une péritonite et aussi une péricardite, il n'en est pas moins vrai que c'est le plus souvent en raison de la juxtaposition que se produit cette péricardite. Elle constitue ainsi une simple extension d'une maladie plutôt locale et se développe souvent sans qu'il soit nécessaire qu'une pleurésie s'interpose comme intermédiaire. Dans ces formes en effet aussitôt l'infection du poumon établie, quand elle est corticale, la plèvre s'enflamme à son tour et bien souvent uniquement, en se symphysant. Le pont est ainsi établi entre le péricarde et le poumon, qui l'ensemence.

Il va donc sans dire que pour que la péricardite ait lieu il ne faut pas seulement que l'infection pulmonaire soit gauche, mais qu'elle réalise cet optimum de transmission surtout quand elle avoisine le péricarde, c'est-à-dire quand elle affecte la languette *antérieure* et la *face interne, ou médiastinale du poumon*, celle dans laquelle le cœur a creusé son lit.

Du fait de l'hypertension pulmonaire qu'entraîne la pneumonie, le cœur se trouve placé en effet dans une situation favorable à toutes cultures microbiennes. Gorgé de sang dont il ne peut se désemplir, augmenté dans ses dimensions droites par suite de l'engouement de l'artère pulmonaire, du ventricule droit et plus tard de l'oreillette droite, il empêche le déversement facile des vaisseaux qui l'irriguent lui-même

ainsi que le péricarde. Il se produit ainsi une hypertension
dans la veine coronaire du même côté et celle-ci reste gorgée
de sang. Mais comme ce sang est lui-même infecté, les deux
conditions les meilleures pour entraîner la thrombose de ce
vaisseau sont ainsi réalisées, à savoir la stagnation et l'infection, et peu à peu la paroi en devient perméable. Il en résulte
que tout le système capillaire situé en amont, qui se trouve
par contre-coup dans la même situation, a la même tendance
à laisser exsuder du liquide et c'est ainsi que se produit la
dérivation de décharge dans la cavité péricardique, au plus
grand profit, semble-t-il tout d'abord, de l'activité du myocarde.

En réalité il peut en être ainsi, car la péricardite ne constituant alors qu'une localisation seconde n'a pas l'activité
virulente du foyer primitif. Elle suit donc la fortune de ce
dernier qu'elle contribue du reste à améliorer pour une part,
puisqu'elle décharge le cœur droit d'une certaine quantité
de liquide à mouvoir. Mais ensuite, cette phase intermédiaire
étant très courte, elle persiste, augmente ou diminue, suivant l'état de blocage du cœur et la tournure prise par la
pneumonie. Quand celle-ci se limite, tourne court, ou simplement disparaît dans la moyenne du temps habituel, peu
à peu le ventricule droit se désemplit, à la condition qu'il
n'ait pas été lui-même thrombosé, et au fur et à mesure que
la pression que supportait la veine coronaire se détend, le
déversement recommence de plus en plus rapide et l'aspiration se fait de tous les produits qui avaient été sécrétés par le
péricarde enflammé.

L'évolution de la péricardite n'est pas en effet univoque

en ce cas, puisqu'elle peut occasionner la formation d'un exsudat couenneux simple, ou bien un épanchement séreux, ou bien un épanchement purulent et l'on ne saurait croire facilement à la brièveté du temps qui suffit à provoquer ces altérations diverses. Dans quelques heures un péricarde peut être revêtu d'une couenne épaisse d'un demi-centimètre, tout d'abord à la partie postérieure, par suite de sa déclivité dans le décubitus dorsal, puis sur ses bords et enfin sur sa face antérieure. Mais cette rapidité d'extension correspond à une instabilité aussi grande que l'exsudat, qui fait se résorber presque aussi vite qu'il est venu quand la pneumonie s'améliore, et cela se comprend quand on examine ses relations avec la séreuse sur laquelle il s'appuie. Bien loin d'en être un produit de sécrétion, ce qu'en d'autres langages on appellerait une filiale, la couenne laisse la séreuse tout à fait intacte. Quand on l'en détache par larges lambeaux celle-ci a gardé même son poli ; elle ne présente aucune vascularisation anormale au début, de sorte que la couenne, comme disait Peter à propos de la pleurésie, n'est ainsi que le limon que dépose l'eau sale quand elle se retire, ou qu'elle est déversée du vase qui la contenait.

Dans d'autres circonstances la couenne est remplacée par du liquide séreux quand l'infection locale est moins vive que celle de la pneumonie ; purulent, si les deux ont marché de paire. Dès lors l'évolution de la péricardite change. Elle peut ne plus constituer un simple état second et devenir au contraire la lésion la plus grave si le liquide augmente. Par la pression qu'il exerce à son tour sur les portions peu résistantes du cœur, auricules et oreillettes, paroi même du ven-

tricule droit, il apporte son contingent de gêne à la circulation endocardiaque et celle-ci se trouve ainsi peu à peu aussi
entravée que l'était celle de la coronaire. Le sang se dépose
donc dans les remous du cœur, il s'y coagule et s'y thrombose, comme nous l'avons vu faire ailleurs. Arrivée à ce
stade, la maladie ne peut décroître, les gros thrombus ne
pouvant suffisamment se dissocier pour laisser se rétablir la
perméabilité cardio-vasculaire.

Et nous sommes ainsi conduits à la troisième manifestation symptomatique qui suit, dans la pneumonie, l'ordre
pathogénique le plus habituel, pour que soit produite l'infection seconde du péricarde, je veux parler de l'énorme dilatation du ventricule et de l'oreillette droite. Quand elle coexiste
avec une pneumonie gauche et surtout quand celle-ci est antérieure et médiastinale, elle doit donc faire songer à la péricardite, mais ces signes de thrombose ne sont pas suffisants
pour l'affirmer.

Elle se manifeste d'une manière plus sûre par un *relèvement brutal de la température*. Cependant, les organismes
affaiblis, profondément infectés et par suite incapables de
lutter, ne réalisent pas cette manifestation thermométrique
et il y a bien des chances pour que par suite de cet état d'aban-
don, la complication qui nous intéresse passe inaperçue. Il
ne se produit plus de suractivité fonctionnelle équivalente à
l'accroissement de la lésion et dès lors, péricardite ou non,
le malade va s'affaiblissant et meurt dans le *marasme cardiaque*.

Mais si, au contraire, le cœur est ferme et vigoureux, si
le malade a du moral et la volonté de vivre, si l'infection lui

permet de réagir, les choses se passent autrement. La péri
cardite se signale par un ressaut de trois à quatre degrés
parfois, précisément quand la situation locale paraissait
s'amender, la péricardite constituant un accident méta-
pneumonique. Cette dissociation, ce véritable paradoxe,
constitue donc un problème nouveau à résoudre et c'est déjà
beaucoup que de le poser comme il convient. On y est aidé
par la survenance de nouveaux signes fonctionnels qui dépendent de la complication seule et marquent sa nouvelle
phase, tout à fait distincte de la première au point de vue
symptomatique.

C'est une fièvre vive, une dyspnée très marquée avec de
la cyanose des lèvres et des extrémités, sans que l'examen du
cœur ait jamais décélé rien d'anormal (obs. III, de Massip) ;
c'est une irrégularité du pouls, avec tachycardie et battements avortés ; un assourdissement des bruits du cœur qui
deviennent imperceptibles à l'auscultation et à la palpation ;
une asphyxie accompagnée de cyanose de plus en plus accusée
(obs. VIII, de Massip) ; c'est une faiblesse générale, un affaiblissement accusé des membres inférieurs, sans paralysie,
alors que les battements du cœur augmentent d'intensité
(signe de péricardite postérieure, obs. IX, de Massip) ; c'est
une pâleur de plus en plus accusée, avec une légère cyanose, une amélioration du pouls sensible et une diminution
de la tension artérielle (obs. XXV, de Maucuer) ; c'est une
augmentation de la dyspnée, de la cyanose, de la tachycardie, le développement des veines du cou, la bouffissure
de la face, l'enflure des mains, le coma (obs. XXIII, de
Maucuer).

Or, pendant que se produisait cette transformation de la symptomatologie fonctionnelle, les accidents locaux présentaient aussi une allure paradoxale. Parfois il persistait de la matité dans tout le côté gauche alors que les phénomènes pulmonaires s'étaient amendés au point de vue de ne plus pouvoir entraîner cette dyspnée intense, cette cyanose dont il a été plusieurs fois parlé ; tantôt les battements du cœur s'accompagnaient de frottements, qui disparaissaient ensuite, quand le cœur se noyait et cela avait une importance considérable ; tantôt enfin la matité précordiale se triplait, ou se quintuplait dans un temps court.

Mais en somme la symptomatologie n'évoluait qu'autour de deux types, l'un *myocardique,* où dominaient l'hypotension, la pâleur et la cyanose, l'irrégularité du cœur et la tendance à la syncope ; l'autre, *mécanique,* où nous voyons la dyspnée augmentée pendant que les lèvres s'épaississent, que les yeux se fixent et tendent à sortir de leur orbite, que les veines du cou gonflent, que la face se bouffit, que les bras enflent et que s'installe le subdélire.

Dans ce dernier cas l'obstacle matériel est trop évident pour que l'erreur se prolonge, la pneumonie seule n'ayant pas une symptomatologie aussi riche ; dans le premier, il est vrai, une erreur peut être commise mais elle ne l'est qu'en tant que l'on discute la qualité de l'accident cardiaque, car l'altération même du cœur est trop patente pour pouvoir être négligée, surtout quand elle s'installe comme accident méta-pneumonique, alors que la maladie primaire était bien près de se clore. Il faudrait en ce cas que les reliquats inflammatoires du poumon persistassent au point de ne pas laisser aborder la séreuse, pour qu'il devint impossible de faire le départ d'une myocardite possible d'avec un épanchement péricardique, même postérieur.

b) Les signes de pneumonie sont-ils postérieurs à la péricardite ? Au lieu de la voiler, comme nous avons vu plus haut, par suite de leur antériorité, ces signes se développent lentement, sourdement, sans éclat et pour ainsi dire par surprise. Le malade était fortement atteint déjà et cependant le poumon semblait indemne quand, sans nouvelle orientation de la maladie, sans qu'elle parut s'aggraver, le poumon se prit un jour. C'est alors *toujours du côté gauche* et plutôt à la *partie moyenne* que dans la base, que l'on trouve de la submatité et rarement une matité complète, parfois même au contraire du tympanisme congestif superficiel ; puis un souffle de condensation médiocre, tenant le milieu entre le souffle tubaire et celui de la pleurésie ; un peu d'éclat de la voix, bien différent de celui de la bronchophonie et à peine quelques râles, tout à fait hors de proportion avec les signes de condensation précitée. L'inflammation n'est donc pas franche, ni aiguë ; elle va et elle vient suivant les jours et les attitudes du malade ; mais elle ne s'accompagne presque jamais du début subit, douloureux, paroxystique, de la pneumonie franche, non plus que de son expectoration caractéristique.

Cette mobilité, cette insuffisance inflammatoire, cette impossibilité d'aboutir à une lésion bien nette fait tout à fait opposition à la permanence et à l'intensité de la dyspnée et commande un plus long examen. Pour savoir si la pseudopneumonie n'est pas due à une compression permanente du poumon, il suffit de se livrer à la manœuvre de Pins. Quand le liquide est libre dans la cavité péricardique, il fuit le sinus postérieur dans l'attitude fléchie en avant et dégage le poumon. Quand, au contraire, il est enkysté en arrière, le déplacement rétro-antérieur est trop peu marqué pour que la ventilation pulmonaire se récupère et l'air ne pénètre pas davantage. La péricardite est donc postérieure en ce cas. Elle est indiscutable si le cœur s'applique, dans cette manœuvre, sur la paroi antérieure de la poitrine et la soulève avec une force inaccoutumée. Il suffit alors pour arriver à une définitive conviction de relever et inscrire le schéma postéro-latéral de matité.

7° FORME PLEURÉTIQUE.

La forme pleurétique est plus intéressante au point de vue du diagnostic et la situation du clinicien parfois embarrassante quand une grosse pleurésie, primitive ou secondaire, se superpose à une péricardite.

Les faits peuvent être rangés en deux catégories ; les pleurésies sont ou métapéricardiques, ou primitives mais para-cardiaques. Ce sont celles qui cachent le plus facilement la pleurésie en raison de leur propre localisation.

I° *Des pleurésies méta-péricardiques.* On pourrait faire un départ entre celles qui ne sont que plastiques et celles qui produisent un épanchement. Des premières je ne dirai rien parce qu'elles ne présentent pas d'intérêt. Les secondes peuvent être divisées en postérieures, latérales et antérieures.

1° *Pleurésies méta-péricardiques postérieures :* Elles peuvent être bilatérales ou seulement gauches.

a) Les *pleurésies bilatérales* peuvent, ou non, avoir le même niveau des deux côtés, le malade ayant toujours gardé le décubitus dorsal, et cela a une importance capitale. Si le niveau est identique des deux côtés, la cause est commune aux deux plèvres et doit être rattachée à une insuffisance cardiaque accusée, qui se trouve elle-même le plus souvent sous la dépendance de la compression exercée sur le cœur par le liquide du péricarde. A ce titre la pleurésie rentre dans la catégorie des accidents généraux de compression et ne mérite pas une description spéciale parce qu'elle n'imprime pas un type clinique déterminé à la péricardite postérieure ; elle n'est qu'une banale résultante.

Quand, le décubitus ayant toujours été dorsal, la pleurésie postérieure est plus marquée du côté gauche que du côté droit, elle se singularise déjà vis-à-vis des pleurésies banales. Je sais bien, puisque j'en ai décrit moi-même le modus faciendi, que la pleurésie gauche peut entraîner, du fait de la déviation du médiastin, *une apparence* de pleurésie droite, mais ce n'est pas cette espèce que je vise ici. J'ai au contraire en vue les pleurésies gauche et droite réelles, celle-ci moins importante que la précédente dont j'ai parlé déjà à propos des azygos.

Quand donc le cœur agit sur le médiastin postérieur à la fois par le poids du liquide qui le double dans la péricardite postérieure, et par la transmission de l'inflammation dont il est lui-même atteint, l'un des organes les plus sensibles à cette compression, parce qu'il est des moins résistants, est l'azygos.

Si le déversement du sang est quelque peu gêné on assiste à une exsudation de sérosité dans la totalité de son territoire, c'est-à-dire dans la séreuse la plus voisine. La première qui s'en trouve encombrée est la plèvre gauche, elle y a du reste un double droit, celui qui résulte de la compression de la petite azygos au-devant de la 7ᵉ dorsale, et celui qui résulte de l'irritation directement transmise à la plèvre dans cette région.

Plus tard, si la compression s'effectue en outre sur le tronc de la grande azygos, la plèvre droite peut aussi être touchée. Dans les deux cas l'origine mécanique de la pleurésie résulte de cette compression inégalement supportée et se traduit par un caractère de haute valeur clinique ; c'est-à-dire la *reproduction incessante* du liquide, sans qu'aucune cause d'entretien puisse être reconnue dans le voisinage de la plèvre, et sa *disparition* aussitôt obtenu l'assèchement du péricarde postérieur.

b) Les pleurésies métapéricardiques latérales sont toujours méconnues quand elles ne dépassent pas un certain volume. La difficulté de leur reconnaissance tient à leur situation antéro-postérieure, qui ne leur permet de contact avec la paroi qu'autant que le ménisque qu'elles constituent n'a pas eu une grande flèche. Si au contraire la forme lenticulaire s'est fortement accusée, les bords de la collection liquide peuvent rester tellement éloignés de la paroi qu'ils sont inaccessibles à l'examen.

Le plus souvent, il est vrai, ces pleurésies ont de tout autres dimensions, ou sont projetées plus en arrière que d'habitude et deviennent ainsi percutables. Elles se tradui-

sent alors par une bande de matité ovalaire, à grand axe vertical, le long de la colonne vertébrale dont elles ne sont
séparées quelquefois que de deux ou trois centimètres.

J'ai eu l'occasion d'en observer deux, de caractères cliniques un peu différents : la première que je ne pus aborder
qu'à la septième ponction tellement elle était éloignée de la
paroi et qui me donna aussitôt quinze cents grammes de liquide ; la seconde, que je ponctionnai, dans les quelques
mois qui suivirent son développement, dix-neuf fois et toujours à un centimètre environ des apophyses transverses.
Pour cette dernière, tout au moins, il n'y a pas de doute
qu'elle ne fut d'origine péricardique, car je l'avais vu évoluer sous mes yeux après une endopéricardite plastique et,
du reste, ce qui l'indiquait aussi c'était la locomotion du
cœur, qui, après chaque ponction, se rapprochait tellement
de la colonne vertébrale que j'hésitais toujours à introduire
le troquart quand le moment était venu. Cette malade fit
aussi, après la pleurésie gauche, une pleurésie droite que je
ponctionnai dix-huit fois et elle mourut cachectique cardiaque après un an de maladie.

Nous retrouvons donc ici le même signe pathogénique que
pour la pleurésie postérieure, je veux dire l'incessante reproduction quoi qu'on fasse, et la disparition après guérison
du péricarde.

Il va sans dire que ces deux espèces de pleurésies, la postérieure et la latérale, empêchent tout à fait l'examen du cœur
par le procédé que j'ai indiqué aussi longtemps qu'elles n'ont
pas été asséchées.

2° *Les pleurésies métapéricardiques antérieures* peuvent

être plastiques ou exsudatives, uni ou bilatérales. Quand elles sont sèches elles se traduisent par des frottements paracardiaques, peu étendus en dehors du contact immédiat du péricarde.

Elles deviennent antérieures d'habitude par extension d'une pleurésie primitivement latérale, mais quelquefois aussi par irritation péricardique directe, lorsque la péricardite d'abord postérieure évolue en avant. Elle nous intéresse peu alors en tant que métapéricardique parce qu'on a eu l'occasion de suivre antérieurement ses étapes successives, d'abord en arrière et ensuite sur les côtés du cœur.

Ce qu'il faut retenir de ces variétés de pleurésies ainsi comprises, c'est qu'étant secondaires à la péricardite postérieure, elles ont moins de virulence qu'elle et sont hors de proportion avec la détérioration de l'état général ; qu'elles donnent par conséquent naissance à des épanchements d'une intensité inflammatoire moindre que celle de la péricardite et qu'elles peuvent ainsi être séreuses, ou même sèches, alors que la fébrilité indique un foyer de suppuration. Il faut donc se méfier toujours de ces épanchements séreux à répétition, en quelque sorte paradoxaux, et penser qu'ils ne sont que la signature d'une infection plus profonde et plus grave, que les pourcentages de probabilité nous obligent à penser être dans le péricarde.

II. *Des pleurésies primitives paracardiaques, compliquées de péricardite postérieure.* Ce sont surtout les pleurésies antérieures, ou antéro-latérales, qui cachent la péricardite postérieure.

1° *Pleurésies sèches.* — Je ne signalerai que pour mémoire les pleurésies sèches en marge du cœur parce que si elles simulent la douleur rétro-sternale de la péricardite, elles se différencient assez nettement de celle-ci par le siège et la propagation verticale des frottements, pour ne pouvoir pas être confondues avec elle.

2° *Pleurésies margino-cardiaques*. — Il en va tout autrement des *épanchements marginaux* du cœur ; je veux parler particulièrement de ceux qui affectent le côté gauche de la poitrine, beaucoup plus fréquents du reste que ceux du côté droit, probablement en raison des relations plus étendues que le péricarde affecte avec la plèvre de ce même côté.

A la fois antérieurs et latéraux, ces épanchements gauches s'enroulent en effet autour du péricarde, de manière à empêcher complètement son exploration tant par le plan latéral que par le plan antérieur, le laissant accessible seulement sur le bord droit du sternum. Les renseignements qu'on recueille dans cette région sont, il est vrai, fort importants. Quand en effet la pleurésie est isolée et sans péricardite, le cœur, déplacé sur le côté droit, est alors à peine amplifié de volume. Le cul-de-sac latéro-inférieur droit du péricarde n'est aucunement distendu et c'est sur sa propre limite que l'on sent les battements se produire ; il n'y a donc pas d'épanchement dans ce cul-de-sac et cette constatation suffit pour écarter l'idée d'une péricardite telle que la comporterait la matité du côté gauche du cœur si, au lieu d'être d'origine pleurale, elle provenait du péricarde amplifié.

Bien plus, si l'on considère en eux-mêmes ces épanchements marginaux gauches, une fois inspectée la limite droite du péricarde, on voit que leur projection sur le plan antérieur

de la poitrine donne un graphique tout à fait différent de celui du cœur. Celui-ci peut à cet égard être considéré suivant
les trois états que comportent son intégrité, l'existence d'une
péricardite devenue antérieure, ou celle d'une péricardite
restée postérieure.

a) *Dans le premier cas,* le graphique de matité s'inscrit
sans altération de son pourtour, dans la totalité de son périmètre, et il aboutit dans la région de la pointe au point précis
qu'indiquaient les initiales de courbes, sans que rien se
surajoute à lui-même dans les sinus pleuraux avoisinants.

b) *Dans le second cas,* où une péricardite postérieure est
devenue secondairement antérieure, le schéma de l'épanchement correspond, à peu près toujours, à ce qu'il aurait été si
la péricardite avait été exclusivement antérieure. Quelques
restrictions sont cependant à faire à cette opinion, par suite
des symphyses partielles que le cœur a pu subir et qui l'ont
fixé anormalement, ou de telle manière qu'il n'a pu ni obéir
à la poussée du liquide, ni permettre son libre épanchement.
Quoi qu'il en soit de ces résistances partielles, les culs-de-sac
péricardiques commencent toujours cependant à se distendre
dans les parties déclives et c'est pour cela que l'on note la
déformation *en chausson,* ou *en botte,* que j'ai décrite sur le
cul-de-sac inféro-antérieur droit ; ou la déformation *en poire*
du cul-de-sac latéro-inférieur gauche, celle dans laquelle on
constate l'élévation de la pointe en dessus de la limite inférieure de la matité (signe de Traube), abstraction encore
une fois faite des cas où une symphyse malencontreuse la
maintient d'une manière désuète, précisément dans la portion
inférieure de cette matité.

Mais, fixée qu'elle soit dans cette attitude vicieuse ou non, le restant de la matité rentre dans le cadre des matités péricardiques à épanchement antérieur et déborde le bord droit du sternum. En tous cas la matité péricardique ne se superpose à aucune autre matité du voisinage et cet isolement de celui de la plèvre est aussi un signe capital.

c) Reste le troisième cas, je veux dire celui où l'épanchement péricardique est exclusivement postérieur. Je rappelle seulement que les signes physiques qui le traduisent sont un peu différents suivant qu'il est rétro-apexien, ou rétro-pédiculaire.

Est-il rétro-apexien ? Le cœur paraît agrandi énormément si l'on emploie le mode de percussion de Potain, parce que le ventricule droit se dégage de la matité hépatique et devient accessible, ce qui augmente de 30 pour 100 au moins l'aire normale de matité, mais si, au contraire, on utilise le mode de percussion de Cassaët, l'augmentation schématique est moins grande et ne dépasse pas guère 5 à 10 pour 100 du résultat que l'on aurait obtenu d'une percussion normale, parce que par ce procédé les limites du ventricule droit sont toujours inscrites, à l'encontre de ce que l'on peut obtenir par le procédé de Potain. On peut donc dire, au total, que par le fait de l'épanchement rétro-apexien la matité absolue du cœur augmente considérablement et, après anaylse, de tout ce que perd sa matité relative.

L'épanchement est-il au contraire rétro-pédiculaire ? Que l'on inscrit ces modifications profondes de la matité précordiale qui m'ont fait décrire, sans autre préoccupation que celle de la vérité clinique, une forme pseudo-anévrismati-

que de la péricardite postérieure. Le cœur est alors sous la
clavicule, tout à fait surélevé par rapport à sa situation normale, mais rien, au-dessous de sa pointe, ne traduit l'existence d'un épanchement dans la cavité péricardique. Ce n'est
donc pas par soulèvement de cette pointe, comme j'ai déjà
dit, mais par projection d'arrière en avant, que se produit ce
déplacement et rien n'augmente la matité précordiale, en
marge du cœur.

d) Formes des épanchements marginaux. — Maintenant que
nous sont connues les projections phoniques du cœur normal, ou amplifié comme nous venons de voir, il ne reste
plus qu'à étudier par comparaison les formes de matité qui
dépendent des épanchements pleuraux marginaux.

Quand ils sont seulement latéro-cardiaques, ils donnent
une zone de projection antérieure de forme lenticulaire. Je
devrais dire plutôt *ovalaire,* car ils obéissent plus ou moins
aux lois de la pesanteur et ont ainsi leur grand axe longitu-
dinal. Par rapport au cœur, ils sont aussi plus haut ou plus
bas, mais toujours, ou à peu près, au-dessus de sa pointe,
qui s'en trouve un peu déjetée vers l'axe médian du corps.

Quand ils sont *lamellaires,* leur épaisseur est si peu marquée qu'ils n'actionnent aucunement le cœur. Ils n'ont
qu'une symptomatologie personnelle tout à fait fruste et ne
se décèlent que par une légère œgophonie et par le « signe
du sou », distinct seulement quand on se trouve sur l'axe
de prolongement de l'épanchement. Ce ne sont donc pas les
épanchements lamellaires qui peuvent occasionner de graves
erreurs vis-à-vis de la péricardite postérieure.

Les *épanchements faisant pied,* et j'entends sous cette dénomination ceux qui s'appuient sur le diaphragme au lieu de rester suspendus comme les précédents, sont bien plus difficiles à différencier de la péricardite postérieure. Comme celle-ci, en effet, ils sont latents dans leur première phase ; comme elle, ils ont tendance à devenir secondairement antérieurs ; comme elle encore, ils débordent peu à peu le côté gauche du cœur ; comme elle enfin ils s'appuient en dernière analyse sur le diaphragme dans la région apexienne. Mais ils s'en différencient par une série de signes qui, pour ne pas être massifs, sont cependant fort importants quand on les joint les uns aux autres.

Tout d'abord, ils donnent un « bruit de sou » très net, ce que ne font guère les épanchements péricardiques protégés qu'ils sont ou par le cœur, ou par le poumon, contre l'ébranlement métallique. Leur figuration phonétique sur la paroi est tout autre, car s'ils *font pied* en s'étalant sur le diaphragme ce n'est qu'en dehors de la séreuse péricardique qui n'en est, par suite, aucunement modifiée. Aussi les retrouve-t-on non pas au-dessus, mais *dans* l'aire de Traube qu'ils écornent dans son sommet supéro-externe, là où elle est en contact avec l'angle de la cinquième côte. Puis, au-dessus de cette portion mate, ils s'élèvent perpendiculairement, de manière à représenter grossièrement un L ou un T renversé et on peut ainsi les suivre du diaphragme à l'oreillette sans interruption. On peut alors les voir augmenter sensiblement de volume et produire une matité de plus en plus considérable sans que le fonctionnement cardiaque en soit gêné proportionnellement. De ce défaut de concordance doit naître une suspicion légitime sur le siège même de l'épan-

chement, dont il faut aussitôt rechercher tous les autres
caractères.

e) *Signes différentiels de la péricardite.* — L'un des plus
importants pour ce diagnostic différentiel, évidemment
délicat, c'est la possibilité du *dénivellement* du fait des
attitudes imposées au malade. Par sa nature même, l'épanchement péricardique postérieur ne peut se déniveler dans
sa première phase, fixé qu'il est en arrière du cœur par
des adhérences qui le circonscrivent de partout et retenu
en outre par la masse cardiaque. Il y a bien, il est vrai,
une apparence de dénivellement qui tient à la projection
plus complète du cœur dans l'attitude penchée ou avant,
mais, outre que le graphique de matité ne se déforme pas
alors en tranches de niveau parallèles à elles-mêmes, ce qui
est la caractéristique du dénivellement, j'ai eu soin de
décrire les accidents que cette attitude provoquait chez le
malade en déterminant ce que j'ai dénommé la *dyspnée
posturale*.

Ce ne serait donc que dans ces péricardites énormes, devenues secondairement antérieures, qu'on pourrait observer
un véritable déplacement du liquide du fait de la flexion en
avant, mais la situation de celui-ci est alors tout entière sur
le bord du cœur et peut aussi bien se retrouver sur le côté
droit que sur le côté gauche. Cette déformation droite serait
évidemment caractéristique.

Au contraire, le dénivellement pleurétique se fait toujours avec une assez grande facilité parce que l'orientation
générale du liquide, pour enkysté qu'il soit latéralement,
est d'avant en arrière. Dès lors quand le malade se place

sur son plan antérieur, il chasse sur celui-ci et dans les positions déclives correspondant au diaphragme, une partie du liquide de l'épanchement. Il en résulte aussitôt une déformation du graphique de matité caractérisée par son élargissement à la base et souvent par une diminution de sa hauteur. Il arrive ainsi fréquemment que les parties supérieures du bord gauche du cœur se trouvent libérées et peuvent être explorées avec précision, tandis que la pointe reste en contact permanent avec le liquide, mais sans être soulevée, ni déviée davantage du fait de son accumulation. Cette libération partielle du cœur, quand elle existe et, en tous cas, l'indifférence de la pointe vis-à-vis des changements du liquide suffisent pour prouver que l'accumulation de celui-ci s'est faite dans la plèvre et non dans le péricarde postérieur.

Il ne nous reste donc plus à envisager, pour en terminer avec ce diagnostic différentiel, que les cas où le liquide n'est plus seulement latéral, mais antérieur au cœur et celui où l'épanchement de la plèvre coexiste avec l'épanchement du péricarde.

3° *Pleurésie pré-cardiaque.* — Dans ce type le liquide pleurétique est facile à reconnaître en lui-même. Voussure, abolition du murmure, matité, dénivellement fréquent, signe du sou, ægophonie en sont les signes habituels ; mais il peut s'en joindre d'autres, qui ne sont pas sans apporter un certain trouble dans l'esprit. C'est ainsi que les bruits du cœur en sont assourdis, éloignés, peu perceptibles ; que l'on note parfois certains signes dénotant la gêne de l'organe, tels que la cyanose, la petitesse du pouls et les sueurs et la maladie ressemble alors singulièrement à la péricardite réelle.

Celle que l'on accepterait dans cette espèce serait évidemment la péricardite antérieure, qu'il peut être fort difficile d'écarter si on ne peut exposer l'organe par aucune de ses faces. Déjà cependant l'indemnité de son bord droit et surtout celle du cul-de-sac inférieur droit constituent des signes différentiels de haute valeur, car il ne serait pas admissible qu'ils ne prissent aucune part à la formation de la péricardite qui eût pu prendre par ailleurs une pareille ampleur. Mais si un doute persiste encore, il peut être levé par la ponction comme dans le cas qui va suivre.

Les épanchements *simultanés* de la plèvre et du péricarde postérieur peuvent nécessiter en effet cette ponction, qui s'effectue en des positions diverses comme étaient les collections de la plèvre. Le plus souvent, les pleurésies sont postérieures ; mais elles peuvent encore être latérales ou antérieures par rapport au cœur. Elles peuvent aussi avoir précédé ou suivi la péricardite, de sorte que leur coexistence n'a été vraie que pendant une partie de leur durée antérieurement à laquelle elles avaient au contraire été effet ou cause.

Admettant, ce qui est la règle clinique, que la péricardite disparaisse derrière l'épanchement pleural et qu'il soit, pour la reconnaître, nécessaire d'avoir recours à la *ponction pleurale,* on retire de cette dernière deux ordres d'indications :

1° Du fait de la ponction on a la connaissance rapide de la nature du liquide pleural. Or suivant les circonstances de son développement ce liquide est séreux ou purulent, rarement hémorragique. Si les signes généraux décélaient une pyohémie quelconque en suite de l'affaissement de l'état général, des sueurs, de la fièvre hectique, de la diarrhée, et que le liquide pleural fut séreux, on serait admis à conclure, sans discussion oiseuse, que ce ne fut pas cet épanchement séreux qui provoqua l'hecticité dont on était témoin. Il faudrait donc chercher une autre cause à cette infection, capable aussi de déterminer par contre-coup la pleurésie séreuse secondaire, et c'est pour avoir oublié cette loi de pathologie générale d'après laquelle les séreuses réagissent d'autant moins qu'elles sont moins infectées que Rigal méconnut la péricardite de son malade, pour ne penser qu'à une pleurésie qui, manifestement, était hors d'état de provoquer de pareils signes (Voir obs. Daguéret et Mortagne, thèse de Maucuer).

2° Mais si, au lieu d'être séreux, le liquide est purulent dans la plèvre, il peut s'être accumulé soit primitivement à la péricardite, soit tout en même temps qu'elle et par conséquence d'une infection profonde pouvant aussi faire réagir simultanément les synoviales, les méninges et le péritoine ; dès lors l'aide prêtée à la clinique par la connaissance de la nature du liquide, surtout quand il est séreux, fait défaut.

La ponction n'est pas inutile pour cela, tant s'en faut. De son fait, la reconnaissance de la péricardite résulte de la *persistance des symptômes circulatoires* malgré l'évacuation totale du liquide pleural et bien que l'assèchement complet de la plèvre ait été recherché et obtenu. Quand donc, après éva-

cuation de la plèvre, persistent encore l'anhélation, la cyanose, la petitesse du pouls, son irrégularité, les sueurs, la
température, les tendances à la syncope ; que le cœur cependant s'entend bien en avant, c'est qu'il y a plus qu'une pleurésie, qu'elle n'était que secondaire et que le péricarde est
encore infecté dans sa partie postérieure. Il n'y a plus de
doute si l'on entend à ce moment des frottements péricardiques antérieurs et que l'on note l'élévation du cœur au-
dessous de la clavicule.

C'est aussi le moment de rappeler la manœuvre de Dickson
qui, dans les pleuro-péricardites simultanées, ponctionne
d'abord la plèvre. Sous l'influence de cette évacuation, le
cœur est attiré vers le vide partiel qui résulte de la ponction
et nage dans le liquide. Il quitte donc peu à peu le cul-de-sac
inférieur droit du péricarde et celui-ci devient libre aussitôt,
au point qu'il peut être ponctionné à son tour sans danger
pour le cœur.

Ainsi se terminent les difficultés inhérentes à cette forme
si délicate et si habituelle de la péricardite postérieure, quand
elle simule la pleurésie, se cache derrière elle, ou simplement l'accompagne, ce qui paraît être encore le cas le plus
fréquent.

8° Forme myocardique.

Elle est caractérisée par cet état particulier qu'on nomme
le collapsus cardiaque. Pourquoi donc en effet rechercher
une péricardite quand l'affaissement cardiaque explique si
bien les choses ? Chute du pouls, abolition de presque toute

tension artérielle, vomissements, vertiges, tendances à la syncope, pâleur progressive, teint plombé, légère cyanose, bouffissure de la face, œdèmes des membres, diminution des urines, tels sont les signes communs aux deux états. Heureusement qu'il y en a de disparates et que ce sont des signes physiques, moins trompeurs que les signes fonctionnels.

La propulsion du cœur de la myocardite ne ressemble, dans son affaiblissement, qu'à celle que l'on trouve dans la péricardite antérieure qui ne nous intéresse qu'autant qu'elle provient par extension de la péricardite postérieure. J'ai déjà insisté en effet sur cette particularité, que cette dernière maladie se traduisait plutôt par une propulsion cardiaque forte, sur toute l'étendue de la matité cardiaque, et qu'il y avait ainsi discordance entre le choc du myocarde exagéré et celui du pouls affaibli ; je ne reviendrai pas sur les raisons de cette opposition.

La simple constatation de cette hyperactivité cardiaque suffirait à éloigner toute idée de myocardite.

Il faut cependant se garder d'une grosse erreur et de méconnaître la myocardite pour ne penser qu'à la péricardite antérieure, ou à la péricardite postérieure, devenue secondairement antérieure. Cette erreur provient de la constatation de l'encoche de Sibson. Pathognomonique de la péricardite avec épanchement pour Potain, elle peut en effet être produite aussi par la dilatation du cœur, quand elle coexiste avec un épanchement de la base gauche, ainsi que l'a prouvé Cassaët.

En sympathie avec ces différences, l'inspection permet de

distraire à son tour l'ondulation molle ou même l'immobilité de la paroi, que l'on observe dans la myocardite, du
soulèvement brusque, souvent accompagné de voussure, que
l'on observe dans la péricardite postérieure.

Les battements du cœur de celle-ci sont bruyants, éclatants, clangoreux parfois sur le plan antérieur, tandis qu'ils
sont sourds, éloignés, à peine distincts sur le plan postérieur. Ceux au contraire de la myocardite sont indistincts
sur les deux faces du thorax, rien ne remplissant vis-à-vis
d'eux le rôle d'étouffoir et leur diminution ne tenant qu'au
peu de contractilité de la fibre musculaire.

Il faut reconnaître cependant que le diagnostic différentiel
des deux affections est impossible quand la péricardite postérieure est d'un si petit volume que l'épanchement est inabor-
dable et qu'elle n'agit que par sa virulence, c'est-à-dire par
le plus ou moins de nocivité qu'elle possède vis-à-vis de la
fibre musculaire. Ce n'est plus, il est vrai, une péricardite
pure que l'on observe alors, mais une péricardite compliquée
de myocardite et cela explique que les signes s'intriquent au
point de se confondre.

Les meilleurs signes différentiels sont donc ceux qui pro-
cèdent de l'inspection antérieure du cœur, du schéma de sa
matité agrandie et surélevée dans la péricardite, agrandie
vers l'état sphérique dans la myocardite ; de l'éclat des bruits
du cœur dans le premier cas ; de leur obscurcissement dans
le second ; et de tous les signes annexes que j'ai développés
çà et là, tels que la dyspnée posturale, l'hydropisie, le signe
de Pins, quand ils existent.

9° FORME DIAPHRAGMATIQUE ET PÉRITONITIQUE.

Je réunis sous la même dénomination ces deux formes cliniques, non pas parce qu'elles ont une symptomatologie absolument identique, mais parce qu'il est parfois difficile d'isoler des symptômes diaphragmatiques de ceux qui proviennent de l'irritation du péritoine immédiatement sousjacent. Si les manifestations diaphragmatiques ne sont pas toujours associées à celles du péritoine, il est rare par contre que celles-ci s'isolent des premières.

La péricardite peut donc être simulée par les lésions du diaphragme, ou les simuler à son tour. Il n'y a pour s'en rendre compte qu'à réfléchir à la symptomatologie si spéciale de la pleurésie diaphragmatique par exemple et à la comparer à la forme douloureuse de la péricardite. N'est-ce pas dans ces deux affections que l'on trouve le bouton de Guéneau de Massy, la douleur du phrénique le long du sternum et entre les scalènes, le hoquet, le sanglot diaphragmatique et cette dyspnée spéciale qui tient à la tétanisation intermittente du diaphragme dont j'ai déjà parlé dans la forme dyspnéique de la maladie ?

Mais j'ai déjà dit aussi que si la douleur œsophagienne était la signature de certaines péricardites postérieures, les seules qui nous occupent, par contre le phrénique n'était atteint que rarement par elles. Il y aurait donc là un premier signe différentiel d'avec les inflammations du diaphragme.

Il faut considérer en outre que lorsque la totalité du diaphragme est touchée, ou seulement l'une de ses moitiés, ce n'est pas exclusivement dans la zone péricardique qu'il est douloureux, mais aussi sur les côtés du thorax, dans les régions axillaires, ou même postérieures, qui sont indemnes toujours dans les péricardites.

Enfin, comme le diaphragme n'est pas primitivement atteint, mais réagit aux excitations qui lui viennent de sa face supérieure ou inférieure, les signes d'infection sur ces deux plans sont persistants et manifestes ; c'est ainsi que l'on note soit les symptômes d'une pleurésie circonférentielle diaphragmatique, avec ou sans épanchement ; soit au contraire ceux d'une périgastrique ; soit la matité semi-circulaire centrée sur l'appendice, dont parle Doubleday et qui signale la péricardite, ou de toute autre lésion pouvant influencer la concavité du diaphragme.

Or, la constatation de frottements pleuraux périthoraciques, ou celle d'une forte dilatation de l'estomac quand il y a du hoquet, quels que soient par ailleurs les points douloureux et les irradiations qui s'en suivent, est suffisante pour écarter toute idée de péricardite.

Le diagnostic de cette dernière, quand elle actionne le diaphragme sans produire de signes directs, n'est donc justifié en quelque sorte que par exclusion, et parce qu'on ne trouve ni au-dessus, ni au-dessous du diaphragme, les raisons habituelles de son excitation. Il en va tout autrement, cela va sans dire, quand outre cette action diaphragmatique, on observe encore les signes directs de l'épanchement péricardite, la tétanisation diaphragmatique n'étant plus alors qu'une valeur de complément, dont on eût pu se passer pour faire le diagnostic synthétique, mais utile cependant, au point de vue analytique de la reconnaissance du siège et de la localisation seconde vers le phrénique, de l'épanchement péricardique.

2° Quant aux péritonites simulées, ou simulatrices de péricardite, ce sont celles, exclusivement, qui se développent dans l'espace sus-ombilical ; il n'est pas nécessaire d'insister à leur propos. Les causes en sont nombreuses qui, par leur caractéristique fonctionnelle, se rapprocheraient de la péricardite en général et de la péricardite postérieure en particulier ; mais je dois citer tout particulièrement les lésions qui ont pour siège l'espace rétro-péritonéal, ou celui qui se trouve au-dessous du trèfle aponévrotique, à gauche de la faux du foie. Tout ce qui, en effet, se trouve à droite de cette faux n'intéresse que la base droite de la poitrine et ne peut déterminer que le pyo-pneumo-thorax subphrenicus droit.

Or de tous les organes ayant la situation que je viens d'indiquer, l'un d'eux surtout est capable, et par la fréquence de ses maladies, et par leur nature ordinairement ulcéreuse, de provoquer soit directement, soit à distance, l'irritation du péricarde postérieur, c'est l'estomac. J'en ai vu, il y a quelques années, un très bel exemple qui se termina par la mort dans des circonstances très dramatiques. Je l'ai déjà cité (voir observation III.) On y verra comment, à la suite d'un ulcère de l'estomac et d'une hémorragie sous-diaphragmatique, il se fit, après quelques jours d'accalmie apparente, une perforation simultanée de la plèvre et du péricarde, occasionnant une pleurésie rapidement envahissante et un épanchement hydro-aérique du péricarde qui entraîna la mort, après quelques heures de souffrance.

Les signes des épanchements péricardiques secondaires n'ont pas toujours cette netteté, que donne la présence simultanée de gaz et de liquides, et on ne saurait s'appuyer sur une symptomatologie fonctionnelle, assez fruste parfois, pour les différencier des lésions purement sous-diaphragmatiques. Il est donc bon de les analyser avec patience et de collecter ainsi tout ce qui peut servir à la reconnaissance du siège exact de l'affection, surtout quand elle se cache comme la péricardite postérieure. A cet égard le signe de S. West est des plus précieux. Je rappelle qu'il consiste dans une sensation de résistance, de plénitude de l'épigastre avec immédiatement au-dessous du sternum, une légère dépression tenant sans doute à ce que, par suite de la différence de résistance et de fixation, le foie est probablement repoussé « en bas ».

Cette luxation inféro-postérieure du foie et surtout l'étalement, sur le haut de sa convexité, du cul-de-sac diaphragmatique du péricarde boudiné par l'épanchement, donne une disposition en escalier qui ne saurait produire aucune lésion sous-diaphragmatique. Pour s'assurer que la déformation est tout entière thoracique et n'affecte en rien le péritoine, il suffit de faire respirer le malade profondément. Au lieu d'être multiplié en quelque sorte par le dénivellement inspiratoire du diaphragme, comme il devrait être si la lésion était abdominale, le ressaut diminue au contraire, parce que dans ce mouvement les fonctions encore élevées du diaphragme s'abaissent jusqu'au niveau inférieur du péricarde agrandi. Etant ainsi repérée au-dessus du diaphragme et dans sa partie moyenne, la collection ne peut.être que péricardique.

Si elle s'accompagne des « nausées perpétuelles » dont parle Trécourt, ou des « vomissements incessants » que signale Duflocq, elle peut être considérée comme ayant affecté secondairement le péritoine.

10° FORME NERVEUSE, DOULOUREUSE ET PARALYTIQUE.

Nous connaissons déjà une partie des signes que comporte cette forme clinique, pour avoir souvent discuté les sièges et la raison de la *douleur* dans la péricardite postérieure. Nous avons vu que souvent elle était atroce, syncopale et capable de même de menacer immédiatement la vie ; que souvent aussi elle siégait en dedans du mamelon, mais que parfois elle prédominait dans la région rétro-sternale en simulant l'angine de poitrine, ou dans la région abdominale en figurant la péritonite aiguë. Parfois encore elle s'étend aux membres supérieurs et inférieurs, en entraînant l'endolorissement progressif des extrémités, à la région faciale ou cervicale, dans la partie postérieure du dos ; ou bien elle affecte encore le périmètre thoracique comme les pleurésies diaphragmatiques. Sur tous ces faits nous ne reviendrons pas car ils ne sauraient constituer, à proprement parler, des types isolables de maladie et ne méritent pas une description spéciale.

Il me paraît intéressant cependant de reproduire ici le tableau si vivant que Cabanis nous a laissé de la douleur éprouvée par Mirabeau avant de mourir ; le voici :

« La douleur s'était réveillée, sans pourtant être devenue

insupportable. Elle paraissait même vouloir se dissiper quand, tout à coup, abandonnant la grande courbure de l'intestin colon qu'elle avait constamment occupée dans tous les accès et durant toutes leurs phases, elle se porte avec violence sur l'os sternum qui recouvre la partie antérieure de la poitrine.

Mais, loin d'y rester fixe, elle parcourut en un instant tous les points de cette cavité, presque toutes ses dépendances externes et internes ; le diaphragme, la région précordiale, le médiastin, les mamelles, les clavicules. Partout elle cause l'impression d'une griffe de fer qui serrerait les parties sensibles avec force ».

C'est bien là la douleur angoissante de la péricardite aiguë ; mais, malheureusement, la péricardite postérieure est beaucoup moins dramatique et reste silencieuse habituellement.

La forme paralytique demande cette description dont je parlais tout à l'heure, car elle revêt un caractère trop particulier pour qu'on puisse la laisser dans l'ombre : il y a en effet dans cette symptomatologie quelque chose de tellement inattendu qu'il est bon de le signaler.

Voici, par exemple, une femme qui se met à souffrir considérablement des deux jambes, chez laquelle les pieds se refroidissent, et qui ressent brusquement une douleur vive des membres inférieurs, en même temps que s'installe une demi-paralysie sans ictus. Elle ne se plaint que des jambes dont l'une est fortement marbrée et tend en somme à faire de la gangrène par insuffisance circulatoire. Elle meurt et on trouve à l'autopsie, en même temps que des signes d'endartérite, une péricardique symphysaire antérieure et un épanchement séro-sanguinolent postérieur de 5o grammes, méconnu pendant la vie.

N'est-ce pas celle-ci qui a aidé l'endartérite à oblitérer les vaisseaux, en diminuant la vis à tergo qui entretenait la circulation ?

Voici un second exemple que nous devons à de Gennes et Vincent Griffon [1] : « La nommée Bau-Florence, âgée de 6o ans, se plaint de faiblesse générale ; elle est très affaiblie, amaigrie. A l'examen on trouve une radiale dure et flexueuse, un cœur dont les battements sont sensiblement normaux et, sans qu'il y ait de véritable paralysie, un *affaiblissement du pouvoir musculaire des membres supérieurs*. Les troubles psychiques constatés confirment le diagnostic d'athéromasie cérébrale. Il n'y a pas eu d'ictus. L'asthénie continue le lendemain, puis survint un délire nocturne bruyant que l'on attribue à des lésions artérielles cérébrales. La malade meurt. Malgré qu'il y ait de l'athérôme cérébral on ne trouve, dans les hémisphères, en pratiquant des coupes méthodiques, *aucun foyer d'hémorragie ou de ramollissement*. Mais dans le péricarde il existe un épanchement purulent, collecté surtout à la base et en arrière, au niveau des gros troncs vasculaires.

Pourquoi la péricardite ne pourrait-elle du reste pas provoquer cette parésie à distance, plus particulièrement celle des membres supérieurs ? Ne savons-nous pas combien le cœur est actionné par les névralgies intercostales, celles qui affectent le plexus cervico-brachial, celle du moignon des amputés ? Qu'y-a-t-il donc alors d'impossible à admettre qu'au

1. *Bulletin de la Société anatomique de Paris*, page 677, 1896.

lieu d'être effet, l'excitation du cœur ne devienne cause à son tour et n'amène l'incapacité fonctionnelle que j'ai en vue en ce moment ?

Aussi bien est-il de règle que, dans toutes les péricardites, ce qui peut augmenter le tiraillement du péricarde et la pression du liquide qu'il contient, développe en même temps une angoisse spéciale qui fait arrêt au mouvement provocateur. Il en est ainsi plus particulièrement pour les mouvements d'élévation des épaules, de sorte que la douleur initiale est plus périscapulaire qu'elle n'est brachiale ou antibrachiale. Mais souvent il arrive encore que lorsque les phénomènes irritatifs continuent d'actionner les nerfs de l'épaule et du bras, il se produit dans leur dépendance à la fois des troubles de sensibilité et des lésions musculaires, qui ne peuvent laisser de doute sur la nature de leur inflammation.

Les névrites peuvent donc être l'apanage des infections du péricarde et prendre une telle acuité qu'elles deviennent la manifestation pathologique prédominante et cachent absolument la péricardite postérieure. A ce titre, les parésies éloignées méritent donc d'être connues.

11° FORME NÉPHRÉTIQUE.

Celle-ci nous arrêtera peu de temps, encore que l'erreur soit des plus facile à commettre et en quelque sorte rationnelle, dirais-je, si je n'avais peur d'être paradoxal.

Quand un homme est œdématié, bouffi, que ses paupières sont gonflées, qu'il suffoque et que ses poumons sont pleins de râles dans les bases, que ses jambes sont enflées parfois, que ses urines sont rares et contiennent souvent de l'albumine, que son pouls est petit, que son cœur est gros et bat fortement au-devant de la poitrine, qu'il est couvert de sueurs et plutôt refroidi, n'est-il pas vraiment atteint d'une néphrite?

Et s'il présente quelques frottements péricardiques, que son pouls tende à devenir irrégulier; s'il souffre dans la région précordiale et interscapulaire et le long du phrénique; s'il vomit et présente une douleur exquise du creux épigastrique, ne savons-nous pas que la péricardite terminale guette les vieux néphrétiques et entraîne souvent leur mort?

Or, en interprétant de cette manière la succession des accidents, on commet cette erreur, dont je parlais tout à l'heure, qui consiste à faire l'interversion des effets et des causes. C'est en agissant mécaniquement sur le pédicule pulmonaire que l'épanchement a provoqué tous les accidents pathologiques que je viens d'énumérer, sans leur avoir fait suite, et il suffit de se rapporter à ce que j'ai déjà dit des signes de compression organique pour comprendre les raisons et les résultats; aussi bien cette conception n'est-elle pas théorique comme on va le voir par l'observation suivante de Paviot[1]:

Le malade avait présenté, un mois auparavant, de la fièvre et des urines rares; quinze jours plus tard il prit le lit et eut les jambes enflées. A son entrée à l'hôpital il avait le teint blafard, de la dyspnée, quelques râles sous-crépitants en arrière, des urines rares, uratiques et légèrement albumineuses. Le diagnostic porté fut néphrite aiguë, œdème pulmonaire et hydro-péricarde.

1. Paviot, *Société des Sciences médicales de Lyon*, 5 mai 1894.

A l'autopsie on trouva une péricardite *purulente*. Le péricarde épaissi, lardacé, contenait 600 grammes de pus. Le *rein paraissait sain* microscopiquement. Il était intéressant, ajoute Paviot, de noter cette péricardite purulente ayant présenté le tableau clinique d'une néphrite aiguë.

Je n'ai rien à ajouter à l'observation judicieuse de l'auteur lyonnais, sauf que la gravité des signes est plus grande dans la péricardite et présente moins de mutabilité que dans la néphrite aiguë, dont les phénomènes oculaires sont aussi différents ; sans tenir compte du fait que cette dernière maladie entraîne plutôt des phénomènes d'intoxication et la péricardite davantage d'accidents mécaniques.

Nous en avons fini maintenant avec la première série des formes cliniques, je veux parler de celles qui résultent des variétés d'expression symptomatiques de l'épanchement. Nous allons voir maintenant celles qui sont d'ordre anatomique et étudier la maladie suivant les localisations péricardiques de cet épanchement.

II. — FORMES CLINIQUES D'ORDRE ANATOMIQUE

La péricardite n'était connue, encore tout récemment, qu'en tant qu'elle se manifestait sur le plan antérieur du corps. Qu'elle fut totale, ou à prédominance antérieure, il n'importait, puisque la projection n'était cherchée que sur une seule surface.

Mais dès lors qu'on s'aperçut qu'un épanchement volumineux faisait effort sur le poumon voisin et l'altérait, on conçut vaguement l'idée que l'exploration du péricarde pouvait parfois se faire aussi par le plan postérieur du thorax. A l'encontre de ce que l'on eût pu supposer, puisque ce fait semble plutôt paradoxal, ce furent les péricardites sèches qui furent le mieux décrites et le plus ordinairement recherchées. Au contraire, les péricardites à épanchement postérieur furent à peine soupçonnées et je n'ai pas besoin de revenir sur l'opinion si pessimiste de la plupart des auteurs, qui les déclarent inaccessibles.

J'ai, au contraire, démontré, dans le cours des chapitres précédents, qu'elles pouvaient intéresser largement le plan latéral du thorax et que la direction oblique du cœur permettait même qu'il fut exploré, sur sa face postérieure, depuis la région axillaire.

Ces considérations diverses nous permettent ainsi d'établir nos types cliniques de péricardite postérieure qui seront étudiés dans la série suivante :

1° Péricardite postérieure à évolution antérieure ;

2° Péricardites exclusivement postérieures, dans lesquelles nous décrirons trois variétés :

La forme rétro-vasculaire.

La forme rétro-apexienne.

La forme latérale.

à propos desquelles je m'appuierai plus sur les signes physiques que sur les signes fonctionnels, ceux-ci étant plus discutables et plus sujets à erreur.

1° FORME POSTÉRO-ANTÉRIEURE.

A ne considérer la péricardite postérieure, devenue antérieure, que lorsque l'épanchement a fini de s'accroître et qu'il est très abondant, la péricardite postérieure ne diffère qu'à peine de la péricardite ordinaire ; je me hâte de dire que ces cas sont rares. La translation d'arrière en avant du liquide ne se fait pas d'une manière si régulière, des deux côtés du cœur, qu'on ne puisse parfois le voir déborder cet organe plutôt dans une région que dans l'autre. Il est presque fatal qu'il en soit ainsi puisque à côté des épanchements qui se produisent primitivement en arrière et s'y fixent, il en est d'autres qui ne sont que postérieurs que parce qu'ils n'ont pu être antérieurs. Empêchés par des symphyses totales ou partielles, préexistantes à leur production, ils ont bien été obligés de s'arrêter devant cette infranchissable barrière. Par suite, leur évolution n'a pu se faire qu'à moitié vers la face antérieure, qui est restée indemne, tandis que les bords s'entouraient comme d'une collerette inégalement tendue, Augmentant l'aire de matité autant et quelquefois plus que n'eût fait une péricardite qui n'eût pas été bridée, ils simulent néanmoins à première vue un épanchemement total considérable, et par conséquent la péricardite ordinaire. Il importe donc de reconnaître par quoi ils en diffèrent.

C'est d'abord par l'*inspection.* Dans les péricardites ordinaires les déformations thoraciques sont en quelque sorte proportionnelles à la quantité de liquide sécrété et tous les auteurs signalent à cet égard le plus ou moins de voussure de la paroi.

Dans les péricardites postérieures, encore une fois parce qu'elles l'ont été tout d'abord, les déformations thoraciques ne sont pas identiques : la voussure notamment peut faire complètement défaut. Bien plus, il peut se produire à sa place une dépression intercostale dans les cas où l'épanchement a été complètement arrêté dans sa marche en avant par les symphyses dont nous avons parlé, ou lorsque cette marche n'a même été gênée que partiellement. Il s'ensuit qu'au lieu de constater une immobilisation complète de la région, on y retrouve parfois des soulèvements systoliques partiels ou même des rétractions systoliques paradoxales, dans les points où les adhérences se fixaient sur la paroi par l'entremise de la péricardite externe. L'inspection donne donc alors quelques-uns des signes de la symphyse cardiaque plutôt que de la péricardite à épanchement.

Cependant il est bon de signaler qu'une certaine opposition peut exister entre la périphérie de l'épanchement et son centre. La périphérie peut être immobile et gonfler la poitrine d'un mamelon à l'autre, et de la clavicule à l'appendice xiphoïde, tandis que le centre se rétracte et présente, comme dans le cas de Daguéret et Mortagne, « un mouvement ondulatoire des plus net imprimé à la paroi thoracique par les contractions du cœur ».

Cette discordance d'ampliation et de retraits est évidemment capitale et ne peut exister que si des adhérences ont fixé le myocarde à la paroi ; dès lors la péricardite n'est plus celle que l'on a coutume de rencontrer et le seul fait de la suspicion à son égard comporte déjà une partie du diagnostic exact, à cause du contrôle qu'il suscite des résultats obtenus antérieurement.

La *palpation* fournit aussi des résultats disparates, suivant qu'elle est pratiquée dans un cas de péricardite ordinaire, ou de péricardite devenue secondairement antérieure. Dans la première, après avoir senti tout d'abord quelques frottements, la main perçoit des battements tumultueux, puis de moins en moins perceptibles jusqu'à ce qu'enfin ils disparaissent. Mais avant leur cessation, elle a pu suivre dans son ascension cette élévation progressive de la pointe qui l'a fait surnager à la surface du liquide, autant que le permet l'espace laissé libre dans le péricarde, jusqu'à ce qu'enfin elle disparaisse à son tour après s'être noyée.

Dans la seconde, il n'en va plus ainsi. Les frottements, au lieu de se produire dans le centre même de la matité péricardique, s'installent d'arrière en avant et sur les bords du cœur, en laissant le plus souvent silencieuse sa partie médiane, ordinairement symphysée. J'ai déjà insisté sur l'importance de cette constatation qui prouve qu'une épine existe en arrière du myocarde, d'où elle provoque l'inflammation antérieure du péricarde, et je la considère comme ayant une très grande valeur.

Puis, quand le liquide envahit de plus en plus la cavité du péricarde, on note avec étonnement la fixité constante de la pointe. Celle-ci est même tellement marquée qu'elle en impose pour le diagnostic de la maladie elle-même et conduit à une erreur, comme cela se produisit pour Rigal. Il résulte de cette adhésivité à la paroi que, quelle que soit la quantité du liquide exsudé, le contact avec la main reste toujours possible. Cette sensation est donc inverse de celle que l'on ressent dans la péricardite ordinaire et elle doit être discutée de très près, surtout si elle s'accompagne du retrait systolique des espaces précordiaux.

Les renseignements les plus importants sont donnés par la *percussion*. En étudiant la symptomatologie de la péricardite avec épanchement, le Pr Potain avait émis l'opinion que cette seule affection était capable de provoquer le développement de l'encoche de Sibson. Malgré que je me sois élevé contre cette opinion que je considère comme trop absolue et que j'aie même pratiqué l'autopsie d'une malade présentant l'encoche de Sibson, sans avoir de péricardite, mais seulement une dilatation considérable du cœur, il n'en reste pas moins acquis que la péricardite avec épanchement s'accompagne presque toujours de cette encoche. Reste donc à savoir si les péricardites secondairement antérieures la réclament aussi au nombre de leurs signes.

Or, on ne peut à cet égard promulguer une loi générale. Nous avons vu en effet que lorsque l'épanchement va d'arrière en avant, il est souvent gêné dans son évolution par des adhérenees anciennes de la face antérieure du cœur et il n'est pas sans exemple que cette péricardite adhésive ait actionné aussi le feuillet pariétal et l'ait soudé à la plèvre qui le recouvre, en l'oblitérant elle-même. Quand l'occlusion du sinus pleural a été ainsi constituée le poumon est évidemment empêché d'envahir ce sinus de sorte que, pour autant que soit développé le péricarde, le poumon ne peut se superposer à lui et déterminer un arc de sonorité sur sa matité. L'encoche ne peut ainsi apparaître à la percussion.

D'autres différences naissent encore des formes variables des matités péricardiques, suivant que le liquide est libre ou particulièrement retenu. Dans le premier cas et pendant le décubitus dorsal, la projection antérieure est vaguement triangulaire, avec des angles cependant déformés du côté droit et gauche de la base du triangle : l'angle droit est souvent un peu aigu et le gauche habituellement piriforme, l'angle supérieur étant simplement arrondi.

Dans la péricardite postérieure, la pointe souvent symphysée ombilique, en l'attirant à elle, l'angle gauche du péricarde et il s'ensuit une déformation tout à fait inquiétante pour le clinicien qu'elle place ainsi en face d'un paradoxe. De plus, comme l'encoche de Sibson peut ne pas exister non plus, il en résulte une matité anormale, souvent plus large de la partie supérieure que de l'inférieure. Il peut se faire enfin que les adhérences du bord gauche du cœur soient plus résistantes que celles du bord droit et que celui-ci empiète par suite considérablement sur ce côté droit. C'est encore une dissemblance d'avec la péricardite ordinaire.

Le *dénivellement* ne se manifeste pas davantage identiquement dans les deux cas. Le liquide est-il libre ? qu'il obéit aux attitudes et aux lois de la pesanteur et on le retrouve sur la face antérieure du thorax, où il élargit la matité précordiale quand le malade se penche en avant. Quand au contraire l'origine de la péricardite se trouve en arrière du cœur, on ne voit pas souvent ce dénivellement se produire, tant à cause de la fréquente viscosité du liquide, que de l'existence des cloisons qui l'emprisonnent en partie.

Enfin le poumon est placé différemment dans les deux espèces d'épanchements ; c'est-à-dire, en avant du cœur dans la péricardite antérieure et presque toujours sur le côté, et même en arrière de lui, dans la postérieure, puisqu'il peut être refoulé jusqu'au voisinage de la colonne vertébrale.

C'est quand il est ainsi rapetissé et comprimé qu'il semble être primitivement enflammé et dérobe la péricardite, tandis que c'est elle qui le comprime et l'atélectasie suivant le procédé que j'ai déjà décrit.

Quant à l'*auscultation* elle n'est guère faite aussi que d'antithèses dans les deux cas.

La caractéristique de la péricardite ordinaire est d'actionner le cœur dès le début de l'épanchement et de rendre ainsi les battements plus forts qu'ils ne sont normalement ; mais bientôt, quand l'épanchement augmente et qu'il éloigne la pointe de la paroi, les battements s'éloignent aussi et s'assourdissent. Puis, quand le poids du liquide se fait sentir sur les oreillettes et sur le ventricule droit, ils deviennent si faibles, par une progression insensible, qu'ils en sont tout à fait imperceptibles. Que cette atténuation provienne de la thrombose cardiaque surajoutée ou de la simple péricardite il n'importe en rien pour l'intensité du phénomène perçu. L'essentiel est de savoir que ces battements s'assourdissent dans la péricardite.

Dans la péricardite postérieure, au contraire, et pendant tout le temps où elle le reste, les battements se perçoivent avec une netteté et un éclat extraordinaires, sur une surface beaucoup plus grande que celle du cœur normal. Puis, quand l'extension se fait en avant, le liquide se fait précéder d'une série de frottements marginaux différents de ceux de la péricardite antérieure, qui sont centraux. Enfin, quand le liquide aborde cette face antérieure à son tour, les frottements marginaux disparaissent, mais le cœur ne s'assourdit pas sur *toute l'étendue de la matité*. Il est des régions, signalées par ces ondulations dont parlent Daguéret et Mortagne, où la propulsion cardiaque se transmet encore à la paroi sans intermédiaire, et où les bruits sont perçus avec toute leur intensité. Ce sont ceux où les adhérences antérieures ont fixé le cœur et l'ont maintenu, occasionnant ainsi un mélange paradoxal de signes où dominent, d'une part, les raisons d'éloignement du cœur et, de l'autre, la fixation plus intime contre la paroi. De cette divergence, naît la certitude clinique que le cœur ne peut obéir à la poussée qu'il reçoit et que la péricardite constatée n'est pas la péricardite vulgaire. Le maintien du siège de la pointe dans la portion déclive de la matité est une nouvelle preuve du même ordre.

Il suffit dès lors de comparer les sensations éprouvées par l'exploration successive du plan antérieur et du plan postérieur et, notamment, l'intensité des bruits antérieurs, quand en arrière ils disparaissent, pour affirmer que si le contact se fait sans intermédiaire, en avant, il ne se fait au contraire que médiatement, en arrière, et par l'interposition d'un étouffoir. C'est le liquide de la péricardite postérieure qui remplit ce rôle et projette en avant, de toute son épaisseur, le myocarde du côté du sternum.

2° FORME EXCLUSIVEMENT POSTÉRIEURE.

En outre des accidents généraux qui tiennent, d'une part, au volume du liquide exsudé et, d'autre part, à sa situation exclusivement rétro-cardiaque, dans la forme qui nous occupe, on peut trouver quelques signes particuliers dépendant du fait que ce liquide occupe la totalité, ou simplement une partie, de cette face postérieure. C'est ainsi que j'ai été amené à diviser en trois variétés cette péricardite postérieure suivant que le liquide est rétro-vasculaire, rétro-apexien, ou latéral par rapport au cœur. C'est dans cet ordre que nous allons voir se développer ces signes physiques et quelques signes fonctionnels.

a) Péricardite rétro-vasculaire. — Le plus souvent, et précisément parce qu'elle n'est que rétro-vasculaire, c'est-à-dire enkystée à mi-partie de la face postérieure, cette péricardite ne comporte l'épanchement que de quelques dizaines de grammes de liquide, et, au plus, de deux ou trois cents grammes. Cette pauvreté limite évidemment l'action mécanique que ce liquide peut avoir et la réserve exactement à la zone cardiaque en contact avec lui : or cette zone comporte, il est vrai, des organes dont la compression est facile, telle la veine cave supérieure, mais l'aorte ne résiste pas davantage à la totalité de la poussée qu'elle reçoit et en est partiellement affectée. Par l'addition de ces deux effets, qui naissent du défaut de déplétion veineuse et de l'insuffisance d'apport aortique, il se développe une série de phénomènes fonctionnels et physiques intéressants sur lesquels nous allons revenir. Mais il s'y joint, pour les compliquer, tout ce qui résulte d'une autre compression aussi grave, je veux parler de celle que supporte la face postéricure des oreillettes et la paroi externe des auricules, qui favorise les concrétions intracardiaques en limitant la masse du sang à mouvoir et gênant l'effort contractile de la paroi.

Le premier résultat physique de cette poussée d'arrière

en avant et, par réaction, d'avant en arrière, est de mettre à l'étroit tous les organes médiastinaux entre lesquels le liquide agit à la façon d'un coin, ne pouvant fuir lui-même à cause des adhérences qui le maintiennent étroitement. C'est ainsi que le cœur est appliqué contre la paroi antérieure. La séméiologie de cette application tire toute sa valeur du fait que le cœur est redressé dans ses parties supérieures, au lieu de rester couché obliquement dans le médiastin. Dès lors l'aire de matité antérieure est accrue, sans que les dimensions totales du cœur soient beaucoup agrandies, parce que la matité relative disparaît et que la matité absolue augmente. En outre, les battements sont perçus avec plus de violence dans la totalité de la matité. Enfin, et c'est là le signe capital, le cœur s'élève *dans la poitrine* jusqu'à toucher *la clavicule* simulant ainsi un anévrisme de l'aorte ; c'est le signe capital de cette variété.

A l'encontre de ce qui se passe dans la péricardite antérieure, l'encoche de Sibson n'existe pas, le cœur chassant le poumon de la place qu'il occupait et l'empêchant par conséquent d'écorner sa propre matité.

La seule confusion que l'on pourrait commettre tendrait donc à prendre la péricardite postérieure non pas pour l'antérieure, mais pour un anévrisme de l'aorte, dont le différencie la superposition à la matité cardiaque de celle de l'anévrisme, tandis que les initiales de courbes de cette matité conduisent directement à la pointe, sans déformation, en cas de péricardite postérieure.

Par opposition, la poussée effectuée d'avant en arrière, du fait de la résistance du cœur, agit sur les organes du médiastin moyen. C'est ainsi que les azygos sont comprimées et que se développe la pleurésie gauche à répétition, puis la pleurésie droite, et que naît aussi cette variété si particulière de péricardite postérieure, que l'on nomme la péricardite hydrophobique. Je sais bien et j'ai déjà dit qu'il fallait presque toujours pour qu'elle apparaisse, la sommation d'excitation qui provient de la conjonction de la péricardite et d'une pleurésie gauche voisine, parce que le pneumogastrique est ainsi pris entre deux causes d'irritation et ne peut fuir. Mais il n'en est pas moins vrai que c'est dans la péricardite rétro-vasculaire qu'apparaissent les signes pseudo-angineux, les signes dysphagiques et cette variété spéciale de dyspnée paroxystique par la tétanisation qu'elle provoque, de temps à autre, sur le diaphragme.

Il faut noter aussi, dans les signes de compression postérieure, ceux qui résultent de l'affaissement des vaisseaux du pédicule pulmonaire, qu'ils soient artériels ou veineux. Le résultat massif en est une gêne de la circulation de retour de la partie moyenne ou inférieure du poumon, qui se congestionne ainsi « à vacuo ». Je me hâte de dire cependant que le résultat n'en est pas aussi marqué dans la péricardite rétro-vasculaire, qui donne plus de pleurésie, tandis que la péricardite rétro-apexienne donne plus de congestion.

L'élévation relative de la péricardite rétro-vasculaire la fait se projeter en arrière, dans une zone plus élevée que ne fait la rétro-apexienne, c'est-à-dire au point où peut s'effectuer la compression des azygos, de chaque côté de la cinquième, de la sixième et de la septième vertèbre dorsale.

Au-dessus de ces organes l'effort du liquide se fait aussi

sentir sur les vaisseaux du pédicule cardiaque et c'est pour cela, encore plus peut-être qu'à cause de l'élévation du cœur, que cette péricardite simule l'anévrisme de l'aorte. Quand la veine cave se vide mal, de proche en proche ses affluents s'engorgent et, après eux, les tissus d'où ils proviennent, occasionnant tous les signes de compression médiastinale sur lesquels je ne reviens pas. Mais il faut en retenir qu'ils apparaissent plus vite dans la péricardite que dans les tumeurs du médiastin et qu'ils en constituent les signes initiaux quand elle est rétro-vasculaire, tandis qu'ils ne sont que les signes terminaux de la péricardite rétro-apexienne.

Quand j'aurai ajouté que c'est dans la forme rétro-vasculaire que l'on peut observer l'asthénie sans raison apparente, la pâleur progressive du fait de la compression aortique et du défaut de propulsion ventriculaire, la petitesse du pouls et la mort en syncope, j'aurai dit à peu près ce qui peut servir à la reconnaissance physique de cet épanchement. Il ne saurait en effet se traduire, personnellement, par aucune matité spéciale, quand il est de peu de volume, et il ne déforme que peu la matité normale du cœur, quand il est plus abondant. C'est le pédicule qui est alors élargi mais sans présenter cette forme de casque ou de bonnet phrygien que donne l'anévrisme droit de l'aorte, non plus que cette sphéricité au-dessus de l'oreillette gauche, que donne l'anévrisme gauche de l'aorte.

Mais c'est à cette localisation que correspondent les manifestations douloureuses rétro-sternales supérieures qui figurent l'angine de poitrine, et celles qui s'irradient dans les bras en provoquant ces pseudo-paralysies, ou même ces paralysies vraies avec névrites et atrophies, que j'ai décrites plus haut.

C'est enfin dans cette forme aussi que peut naître cet accident si grave de la dyspnée posturale auquel succomba, j'oserais l'affirmer, le malade de Duflocq et qui menaça si fort mon typhique. C'est donc elle en dernière analyse qu'il faut chercher, si quelque doute reste encore sur l'existence de cette péricardite si spéciale, si difficile à trouver par des signes directs et cependant si grave, que j'ai désignée sous le nom de *péricardite rétro-vasculaire*.

b) Péricardite rétro-apexienne. — Cette variété comporte un épanchement plus abondant que celui de la forme précédente, en raison de l'élargissement du péricarde dans son insertion sur le trèfle aponévrotique. Aussi, se signale-t-il d'une manière plus directe à l'attention. Par contre, ce n'est que lorsqu'il s'est accru vers le dôme du péricarde qu'on assiste à la phase fonctionnelle de l'épanchement, tout au moins en ce qui concerne le cœur et les vaisseaux, puisque ce n'est qu'à ce moment qu'il arrive à comprimer les oreillettes et le pédicule vasculaire. Ce n'est donc pas, comme dans la forme précédente, au début de son existence que la péricardite provoque ces accidents spéciaux, mais dans sa *période terminale*, ou du moins quand elle a acquis un volume considérable.

De même, en raison de son siège plus inférieur, l'effort porté sur les organes voisins ne frappe pas les mêmes que nous avons vu atteints par la forme rétro-vasculaire et c'est ainsi que cette péricardite est moins bruyante à son début, quitte à devenir plus apparente quand le liquide augmente, parce que les signes directs l'indiquent alors plus commodément.

Que sont donc ces signes directs ? Ce sont ceux qui témoignent de l'augmentation de la surface cardiaque dans les portions inférieures de la matité. Le cœur est en effet encore projeté contre la paroi thoracique ; mais au lieu de le rencontrer sous la clavicule, il reste fixé à peu près dans sa situation normale.

Quand donc le cœur reste ainsi à sa place, il apparaît agrandi ; mais, à l'encontre de ce qui se produit dans la dilatation du cœur isolée, et aussi dans la péricardite ordinaire, il n'existe pas d'encoche de Sibson, à cause du refoulement latéral du poumon, que nous avons déjà constaté dans la forme précédente.

Quant à la figuration de la matité, au lieu d'être ou en botte, ou en poire, comme lorsque le cul-de-sac droit, ou celui de la pointe, sont distendus ; elle se limite par des lignes régulières encore que courbes en partie, parce qu'elles sont à la merci des adhérences qui fixent antérieurement, ou latéralement, le péricarde sur le périmètre cardiaque. C'est ainsi que l'on voit parfois une véritable ombilication de la région apexienne, alors que dans la péricardite ordinaire il existe au contraire une exubérance considérable du cul-de-sac péricardique.

L'exploration de la région xiphoïdienne donne encore des signes plus précis. On y ressent une sensation de résistance et de plénitude qui amène la paroi abdominale au même niveau que la paroi thoracique et parfois même la surélève.

C'est alors que le signe de S. West et de Doubleday

acquièrent toute leur valeur. En effet un blindage de la région sous-diaphragmatique, résultant d'une périgastrique, d'un cancer, ou de toute autre cause de résistance de la paroi stomacale, simule à s'y méprendre au premier abord la plénitude péricardique. Mais celle-ci se distingue des lésions sous-jacentes au diaphragme, par sa non-obéissance à la contraction de ce muscle durant l'inspiration, qui abaisse au contraire les lésions sous-diaphragmatiques. J'ai déjà insisté sur la sensation inverse qui résulte du développement du péricarde inférieur, et qui consiste dans le fait que le ressaut qu'il constitue est d'autant plus accusé que l'expiration est plus profonde, et d'autant moins que l'inspiration amène, davantage au niveau de ce cul-de-sac péricardique, les portions avoisinantes du diaphragme qui étaient surélevées par rapport à lui.

Quand donc on palpe cette région, où la résistance s'est développée, on y trouve un véritable boudin transversal, épais parfois de plusieurs centimètres, surmontant la convexité hépatique et formant avec elle comme une marche d'escalier. Il semblerait que cette sensation décrite par S. West devrait appartenir aussi bien à la péricardite totale, qu'à la forme rétro-apexienne, puisque ce cul-de-sac se développe aussi dans la forme totale ; mais il faut considérer que dans celle-ci le liquide est libre et que, pour si abondant qu'il soit, il n'a jamais une tension suffisante pour faire effort contre la main qui palpe et ne pas fuir devant elle. Il n'en est plus ainsi dans la péricardite enkystée rétro-apexienne parce que le liquide ne peut fuser et se trouve maintenu sous forte pression dans la poche sans ouverture qui le contient.

Enfin il faut ajouter que, quel que soit le développement de la collection, elle n'est jamais suffisante pour entamer l'aire de Traube ailleurs que dans sa partie supérieure, c'est-à-dire en laissant indemne l'angle supéro-externe et le bord axillaire qui sont, eux, déformés par les épanchements pleurétiques, ce qui constitue un signe différentiel de première valeur.

Quand, au lieu de rester dans la position couchée, où nous supposons que se trouvait le malade pour fournir les signes précédents, on le fait passer dans la situation assise, on voit la déformation épigastrique s'accentuer, non pas en raison d'un véritable dénivellement puisque le liquide est enkysté, mais parce que toute la masse du cœur et du liquide qui le double en arrière est déplacé verticalement en raison de son poids. C'est alors que l'on voit bien cet arc de cercle cintré sur l'appendice xiphoïde, dont parle Doubleday. J'ai pu me rendre compte d'une manière précise que la fixation cardiaque n'est pas tellement rigide, dans le sens vertical, qu'elle ne puisse quelque peu fléchir quand l'organe appendu a augmenté sensiblement de poids. L'effet de ce déplacement se traduit par une augmentation du ressaut de West et une gêne plus marquée de la circulation qui rend la malade dyspnéique.

Sur le bord droit du cœur on peut noter aussi une déformation comparable, surtout dans la situation assise, qui tient à ce fait que le liquide ne pouvant venir sur la face antérieure de la poitrine en passant au-devant du cœur, le dépasse tout au moins, en dehors du sternum, jusqu'à arriver parfois auprès du mamelon droit. Il va sans dire que si

l'on pouvait constater avec certitude ces déformations postu-
rales, on ne pourrait les attribuer qu'au déplacement du
liquide postérieur, aucune tumeur médiastinale n'étant susceptible d'une pareille mobilisation, ni, surtout, d'un semblable étalement. Il y aura toujours lieu, dans ce cas, de ne
pas confondre la péricardite postérieure avec l'antérieure ce
qui sera facile si l'on tient compte que dans la première le
cœur est toujours en contact avec la paroi et ne se laisse pas
noyer par le liquide qui l'environne.

Les déformations postérieures de la matité ne sont pas de
même ordre que celles que nous avons constatées dans la péricardite rétro-vasculaire, où nous avons vu qu'elles tenaient
plutôt à l'existence d'une pleurésie gauche surajoutée. Dans
la forme qui nous occupe la pleurésie peut exister aussi, mais
à titre de complication plus éloignée, puisqu'elle provient
non pas de l'action directe de la péricardite sur les azygos,
mais de la congestion pulmonaire qu'avait provoquée antérieurement la péricardite. C'est donc en quelque sorte une
complication de seconde filiation.

La déformation de la matité est donc ici d'origine pulmonaire et comme l'oblitération respiratoire du parenchyme ne
se fait jamais complètement, quelle que soit la pression supportée du fait de la péricardite voisine, il s'en suit que la
matité n'est pas absolue. Elle n'est pas non plus régulière,
ni exactement figurative ; ses bords sont confus et indistincts au lieu d'être nettement tranchés comme dans les pleurésies. La congestion va en se dégradant en effet sur ses
bords, mais elle affecte cette particularité de se centrer un
peu en dehors de la colonne vertébrale et vers le septième

espace intercostal, c'est-à-dire vers la pointe du cœur où l'effort supporté est maximum. C'est le moment cependant de rappeler qu'Ewart, a émis l'opinion que la matité péricardite postérieure se retrouvait plutôt de chaque côté de la colonne vertébrale et au niveau des trois dernières vertèbres ; mais cette matité d'Ewart n'est pas celle que nous envisageons, puisque je ne décris en ce moment que la matité pulmonaire, tandis qu'il a en vue celle qui provient de la projection postérieure de l'épanchement péricardique.

Il y a entre les deux cette différence fort importante, que la matité d'Ewart, aussi bien du reste que celle qui provient du poumon congestionné, sont sujettes à déplacement au moins partiel suivant les attitudes, et quand le liquide est libre dans la cavité péricardique. Elles donnent donc lieu au signe de Pins, tandis que dans les péricardites postérieures ce signe n'existe pas parce que le liquide est enkysté.

Enfin la péricardite rétro-apexienne se traduit aussi, comme la latérale, malgré que d'une manière moins sensible, par un schéma spécial de matité, tout à fait caractéristique quand on sait le rechercher et l'inscrire.

Mais il faut au préalable les différencier encore de la forme rétro-vasculaire par quelques signes fonctionnels, négatifs ou positifs, qui l'extériorisent plus que les signes physiques.

En moins que la forme rétro-vasculaire, la péricardite rétro-apexienne provoque l'irritation du pneumogastrique. Aussi ne provoque-t-elle ni l'excitation bucco-pharyngée de la forme angineuse, ni la difficulté d'avaler de la forme dysphagique, ni l'impossibilité de déglutir les liquides de la

forme hydrophobique ; mais on y trouve par contre davantage les douleurs du phrénique. De même, la dyspnée continue y est aussi forte, comme aussi la dyspnée paroxystique,
mais la forme posturale y est moins marquée à moins que
le liquide ne soit fort abondant. Il serait plus vrai de dire
que pour provoquer ces accidents posturaux l'inflexion
devrait être plus forte dans la forme rétro-apexienne que
dans la forme rétro-vasculaire parce que celle-ci agit plus
immédiatement sur les oreillettes et les auricules.

La différence capitale réside dans le fait que le pédicule
vasculaire est moins comprimé et dès lors la simulation anévrismatique ne s'observe plus car il n'y a ni élévation du
cœur sous la clavicule, ni déformation en pèlerine, ni tête
de Méduse, ni accidents cérébraux, au moins dès le début de
l'affection et autant que l'épanchement reste rétro-apexien.
Que si, au contraire, ces signes viennent à apparaître ils sont
la signature de l'extension supérieure du liquide et de la
compression cardio-vasculaire.

C'est à peu près à ce titre aussi que la forme « d'angor
pectoris » ne se voit pas, non plus que l'extension de la
douleur aux membres supérieurs et leur parésie consécutive.

c) *Péricardite postéro-latérale.* — Si l'on se rappelle ce
que j'ai déjà dit de la situation oblique du cœur dans la poitrine, de la manière dont il vient en contact avec la région
axillaire, et de la nécessité de l'explorer dans cette zone pour
aborder sa face postérieure, on comprendra facilement que
toute péricardite postérieure est fatalement quelque peu
latérale ; la forme rétro-apexienne l'étant plus évidemment
que la forme rétro-vasculaire, puisque la pointe est plus en

contact que la base avec le plan latéral du corps. Il en est
cependant dont l'évolution s'opère de préférence par le plan
latéral et ce sont elles qui justifient la description d'une
espèce spéciale.

Ceci dit, voyons donc comment diagnostiquer l'évolution
latérale de cette péricardite. Il va de soi que, à l'encontre
des formes précédentes, cette variété fait moins effort en
avant et en arrière que sur le côté extérieur. De là une
symptomatologie spéciale, qu'il ne faut rechercher que par
extension sur les faces antérieure et postérieure, mais dont
la prédominante se trouvera fatalement sur le plan latéral.

En effet, au fur et à mesure que le liquide déborde le
cœur du côté de l'aisselle, il fait effort sur le poumon dans
la partie où cet organe constitue le lit du cœur ; mais, par
compensation, il abandonne de plus en plus la région vertébrale, dont les organes deviennent ainsi indemnes de tout
contact. Nous verrons donc cesser de plus en plus les signes
physiques et fonctionnels dus à la présence du liquide dans
cette région et se développer une floraison de signes physiques dans un point dont nous n'avons pas encore abordé la
symptomatologie.

Comme j'y ai insisté longuement dans l'étude des signes
de la péricardite postérieure, la variété latérale se reconnaît
sur le plan latéral du thorax, sans qu'il soit besoin que
l'épanchement soit considérable.

C'est ainsi qu'on peut noter une *voussure* sur la ligne
axillaire postérieure qui correspond à peu près à la flèche
de la convexité ; — qu'on sent à la main une *amplifica-
tion* avec immobilité du thorax ; — que les *vibrations sont*

abolies dans cette même zône et que le *murmure vésiculaire* y est *éteint*. Il est facile de comprendre qu'il ne peut en être autrement puisque le poumon a été chassé de son habitat ordinaire et refoulé du côté de la colonne vertébrale.

Mais le signe pathognomonique de l'épanchement consiste dans la production d'une *matité toute particulière,* indépendante des attitudes et sans dénivellement, intermédiaire entre la région précordiale antérieure et celle du sinus costal postérieur, à 12 centimètres environ de la colonne vertébrale. Elle a une forme générale sphérique, ouverte en bas et prolongée en avant et en arrière par une bande de matité, qui la relie souvent, en arrière, à une seconde matité d'origine pleurale et, en avant, à la matité cardiaque antérieure. En passant au-dessus de l'aire de Traube, la matité antérieure décèle son origine péricardique puisque, si elle était pleurale, elle écornerait cette aire tout au moins dans son angle supéro-externe. Quant à la bande postérieure de matité, faisant trait d'union avec la matité pleurétique elle peut augmenter de plus en plus de largeur, jusqu'à confondre complètement les deux matités, si la pleurésie augmente d'importance.

Une première difficulté surgit donc pour affirmer le diagnostic, non pas des signes directs de la matité péricardique, mais parce qu'il se produit, ou peut se produire, latéralement, ce que nous avons vu exister en avant, je veux parler de la superposition de deux collections, distinctes par ailleurs par leur origine, la nature de leur liquide et l'étanchéité réciproque de leurs cloisons d'intersection. Cette difficulté est considérable et peut être insurmontable pour

faire un diagnostic immédiat, si on n'a pas assisté à l'évolution des choses. On pourrait, il est vrai, rechercher les
dénivellements, les relations des liquides avec les poumons,
la transmission des signes du sou, mais on ne saurait arriver
à un avis catégorique si l'on ne s'isolait de la cause d'erreur,
je veux dire de la pleurésie concomitante.

Pour ce faire, il n'y a plus qu'à évacuer cette dernière et
juger, après asséchement relatif ou total, le bénéfice retiré
par le malade de cette intervention. Si la matité a disparu
complètement et que le malade se sente amélioré sensiblement l'épanchement était tout entier pleural. Mais si, par
opposition, on a assisté à cette chose paradoxale de voir
naître sur la ligne postérieure de l'aisselle une matité de
plus en plus nette, au fur et à mesure que le liquide est
retiré, ce, pendant que la matité para-vertébrale disparaît, il
ne saurait plus y avoir de doute que la pleurésie coexistait avec
un autre épanchement, sur le siège duquel on est vite fixé.

En effet, si le liquide continue d'exister dans la cavité
péricardique, la dyspnée si spéciale éprouvée par le malade
n'est qu'à peine amendée par l'évacuation pleurale. Cette
discordance est d'une importance capitale et doit faire
rechercher, ailleurs que dans la plèvre, la raison de l'étouf-
fement, que l'on ne saurait attribuer qu'au cœur si l'on tient
compte et du siège et de la forme de la matité para-axillaire.

Du reste l'exploration pratiquée sur le plan antérieur, en
continuité de la bande de matité, ne permet de retrouver
aucune scission entre elles et les met dans une telle dépendance que les lignes de fuite de l'une se continuent avec
celles de l'autre. C'est donc un seul et même organe qui

était atteint, ce que permet encore d'affirmer « à postériori » la ponction péricardique, par le soulagement, je l'ai dit, apporté au malade, et aussi par la transformation et la réduction latérale de la matité cardiaque. C'est du reste par ce procédé que j'ai pu établir la réalité de la péricardite postérieure chez la malade dont j'ai publié l'observation, en y joignant, pour supplément de preuves, l'analyse des liquides qui furent trouvés assez différents pour n'avoir pu appartenir à la même formation.

A côté de ces signes positifs, il est bon d'évoquer maintenant quelques signes *négatifs*. Ce sont ceux qui auraient dû devenir manifestes si le liquide avait pu agir sur la région médiastinale, le plan antérieur, ou le plan postérieur, comme nous avons vu qu'il faisait dans les formes cliniques antérieurement décrites.

Parmi les plus bruyants et dont la non-existence frappe le plus, par comparaison avec les formes antérieures, il faut citer tout d'abord les signes médiastinaux. C'est ainsi qu'on ne voit plus ni simulation d'angine, ni dysphagie, ni hydrophobie ; que -les signes de compression pédiculaire, tels qu'œdème de la face, cyanose ou pâleur accentuée, œdème en pèlerine, gonflement des jugulaires, somnolence ou coma, font défaut à moins que l'on ait affaire à une de ces énormes péricardites qui surprennent toujours par leur volume.

De même la pleurésie bilatérale et aussi la pleurésie gauche récidivante fait habituellement défaut, en tant qu'elle se trouve dans la partie postérieure de la base, car les pleurésies margino-cardiaques et dues à l'extension directe de l'affection sont fréquentes au contraire et occasionnent la plupart des erreurs. On les distingue de la péricardite latérale suivant leur forme personnelle, sur laquelle je ne reviendrai pas pour l'avoir déjà discutée dans la forme pleurétique de la péricardite postérieure.

La dyspnée que l'on observe aussi dans cette variété s'isole de celles, si spéciales, que j'ai dénommées la dyspnée paralytique et posturale, parce que la forme postérolatérale n'actionne pas guère le pneumogastrique et que le phrénique réagit plus au moment de l'invasion pleurale qu'il ne fait quand le liquide est largement constitué. Mais on observe en quelque sorte proportionnellement au volume du liquide épanché la dyspnée continue, qui provient et de la compression et de la dégénérescence subies par le cœur du fait du voisinage de l'épanchement.

Enfin les projections antérieure et postérieure de la matité sont diverses comme le volume des boudins de péricardite qui se surajoutent à la matité cardiaque. Sont-ils volumi neux, qu'ils prennent l'aspect de ceux que j'ai appréciés à propos des péricardites postérieures, à évolution tardive antérieure et bridées latéralement par des adhérences préexistantes. Je n'y reviendrai donc pas pour ce qui a trait au plan antérieur.

Sur le plan postérieur, la congestion pulmonaire est fréquente et, nous l'avons vu, la pleurésie aussi, qui vient par contact direct. Il n'y a donc rien à attendre du signe de Pins, qui nous a été si utile par ailleurs.

En somme, dans cette espèce, quand la dyspnée est assez marquée pour pouvoir être toujours retrouvée et devenir parfois inquiétante, si l'on trouve un épanchement posté-

rieur semblant remplir la totalité de la cavité pleurale et
qu'après son évacuation le malade ne soit pas sensiblement
soulagé, il y avait autre chose que l'épanchement pleural. La
percussion nouvelle, effectuée sur le poumon libéré, indique
souvent qu'il existe encore une zone de matité, plus latérale
que celle de la pleurésie, non plus en ligne de Garland, mais
sphéroïdale, et en continuité avec celle du cœur ; c'est la
matité cardio-péricarditique. Si l'élargissement de cette matité
dans le sens antéro-postérieur est considérable et hors de
proportion avec l'épaisseur possible du cœur, si elle se centre sur un axe parallèle à celui de cet organe, mais manifestement postérieur, il n'y a pas de doute que quelque chose
ait doublé cet organe et ce ne peut être qu'un épanchement
liquide.

En ponctionnant sur l'espace le plus inférieur et à l'affleurement de la ligne de matité, on trouve fatalement ce
liquide, en abondance plus grande souvent qu'on n'aurait
pu croire, puisqu'on peut extraire des centaines de grammes d'une matité qui paraissait restreinte cependant, et sans
risquer d'endommager le cœur. Deux choses cependant
pourraient faire piquer le ventricule gauche ce qui n'aurait
pas d'importance avec une aiguille fine, mais pourrait
provoquer de graves accidents s'il s'agissait d'un gros trocart, à savoir : la direction imprimée à l'aiguille et l'existence d'une côte sur le lieu même où la ponction eut dû
être faite.

Le premier de ces accidents sera sûrement évité si l'on
n'oublie la direction oblique du cœur de droite à gauche et
le fait que sa face postérieure se présente ainsi quelque peu

en façade. L'aiguille doit donc être conduite parallèlement à elle, c'est-à-dire de la ligne axillaire postérieure vers la colonne vertébrale et avec les ménagements qui conviennent. On la voit alors souvent animée de battements synchrones au cœur, malgré qu'elle fournisse du liquide abondamment ; c'est la preuve qu'elle est en contact avec ce viscère par une surface assez grande, correspondant à la quantité dont elle a pénétré. Il n'est du reste pas besoin d'introduire une aiguille fort longue, car le liquide est plus superficiel que l'on ne croie, n'étant aucunement séparé de la paroi costale puique le poumon a été refoulé jusque dans la région de l'omoplate et parfois jusqu'à la colonne vertébrale.

Le résultat de la ponction se faisant immédiatement sentir sur la tension artérielle qui augmente aussitôt, sur la dyspnée qui s'atténue au fur et à mesure de l'écoulement, sur la bouffissure qui se réduit, sur la cyanose qui pâlit, on est vite renseigné sur l'utilité qu'elle pouvait avoir.

On ne saurait lui demander cependant plus qu'elle ne peut donner et attendre la guérison d'une seule paracentèse. Le plus souvent il y faut revenir et se reprendre à deux ou trois fois pour arriver à un assèchement suffisant. On juge qu'il a été obtenu quand l'amélioration est définitive et, surtout, quand se produisent les frottements de retour dus au nouveau contact des feuillets primitivement écartés de la séreuse. Étant postérieurs et d'une perception quelque peu délicate, ils devront être entendus avec réflexion pour n'être pas confondus avec ceux qui naîtraient de la plèvre évacuée. Je renvoie pour les distinguer à ce que j'en ai dit à propos de la péricardite postérieure sèche.

Mais si, au lieu d'un liquide séreux, on se trouve en présence d'un liquide purulent, doublé ou non d'une pleurésie également purulente ou séreuse et que son aspiration répétée ne soit pas suffisante pour en tarir la source, il y a lieu de se demander quelle conduite il faut tenir. Faut-il faire, après évacuation, des injections modificatrices dans la cavité, comme le demandent plusieurs auteurs ? Je ne saurais le préconiser après la ponction simple. Combien de fois n'arrive-t-il pas en effet que le liquide introduit ne peut plus être aspiré ?

Le bénéfice mécanique est donc perdu puisque la pression cardiaque, une première fois atténuée, est de nouveau rétablie. L'accolement partiel qui avait pu s'opérer sur la séreuse peut être détruit au grand désavantage du malade dont la cavité peut ainsi être largement agrandie et de nouveau ensemencée. Il vaut donc mieux si l'on veut tenter semblable intervention pour délayer les grumeaux fibrineux qui obstruent les canules s'en tenir à des substances non-coagulantes, comme l'eau bouillie ou boriquée. Encore la quantité en devra-t-elle être minime à chaque poussée et suivie d'une aspiration immédiate, autant que possible compensatrice. Que si le retour du liquide s'opérait mal il n'y aurait qu'à cesser les injections pour les reprendre le lendemain, à l'occasion d'une nouvelle paracentèse.

Le danger d'ensemencer au passage la plèvre est plus théorique que réel ainsi qu'en témoigne l'observation de Doubleday qui après avoir retiré une quantité importante de pus se trouva dans la nécessité de recommencer cette opération. « Une aiguille à aspiration fut enfoncée dans le

6ᵉ espace intercostal, dit-il, un demi-pouce en dehors de la ligne du mamelon et 5o onces de pus furent retirées. Le liquide cessa alors de couler et on poussa l'aiguille, 1 pouce plus loin ; on retira alors 33 onces de sérum clair. Le sérum venait évidemment de l'hypochondre gauche ».

Or malgré cet apport direct de pus dans une collection séreuse aucune aggravation ne fut provoquée et le malade guérit peu de temps après sans nouveaux accidents du côté de la plèvre. Cette tolérance ne saurait cependant être prise pour règle générale, car l'infection peut n'être pas close toujours, comme dans ce cas, au point d'ensemencement primitif.

Néanmoins il est certain que le danger à subir est moins grand que le bénéfice à espérer et que toute hésitation serait superflue en présence de la gravité du cas. Il faut donc intervenir par la voie latérale trans-pleurale, si tant est que le péricarde n'ait pas souvent rejeté la plèvre en même temps que le poumon hors de la ligne axillaire postérieure. L'empyème sera fait sans lavages réguliers, sauf peut-être au moment même de l'incision pour enlever les gros grumeaux qui feraient tampon et un gros drain placé dans la partie déclive de l'incision.

Mais si dans l'exploration que l'on avait d'abord tentée, une côte se trouvait gêner la pénétration de l'aiguille de manière à la rejeter en plein cœur, car l'espace utile de pénétration n'est souvent que de quelques millimètres, il conviendrait de s'écarter le moins possible de la verticale passant par le point théorique optimum et de faire la ponction sur cette verticale fut-ce sur un point un peu haut. Le relèvement des côtes dans cette région agrandit par leur obliquité l'espace qui leur correspond de manière à faire passer parfois l'instrument hors de l'épanchement. Ce résultat est encore préférable à la piqûre du myocarde et il suffit ordinairement d'attendre un jour ou deux pour que la séreuse déborde à nouveau la côte en question et devienne abordable.

Conclusions.

En agissant ainsi on localise donc d'une manière tout à fait précise le mal inconnu et si grave dont souffrait le malade et on le place dans la situation théoriquement le plus favorable à son état. Il n'est donc plus de mise de s'abandonner au pessimisme de Laënnec, que je rappelais au début de ce travail. Si malheureusement, il doit rester encore quelques-uns de ces cas à propos desquels Corvisart disait « que l'inflammation aiguë du péricarde se dérobe souvent au diagnostic du médecin », la plupart cependant de ces péricardites postérieures, jusqu'ici toujours méconnues, sauront être recherchées et par conséquent reconnues et guéries.

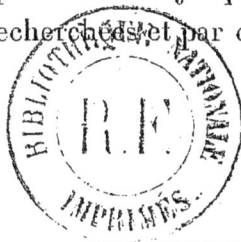

.

TABLE DES MATIÈRES

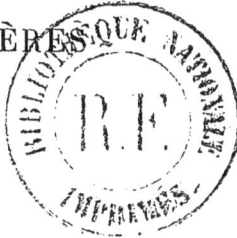

I

GÉNÉRALITÉS ET DIVISIONS

II

CIRCONSTANCES PATHOLOGIQUES, GÉNÉRALES OU LOCALES, FAVORISANT LE DÉVELOPPEMENT DE LA PÉRICARDITE POSTÉRIEURE

CASSAËT.   15

III

DE LA PÉRICARDITE POSTÉRIEURE PRIMITIVE

IV

FORMES CLINIQUES DE LA PÉRICARDITE POSTÉRIEURE

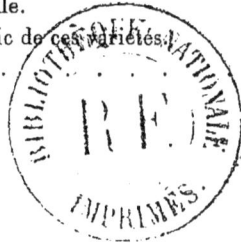

CHARTRES. — IMPRIMERIE DURAND, RUE FULBERT.

MASSON ET Cie, ÉDITEURS
LIBRAIRES DE L'ACADÉMIE DE MÉDECINE
120, BOULEVARD SAINT-GERMAIN, PARIS — VIᵉ. ARR.

N° 722.   Mars 1913.

PUBLICATIONS MÉDICALES RÉCENTES

Nouveau Traité de

PATHOLOGIE GÉNÉRALE

PUBLIÉ PAR

CH. BOUCHARD	G.-H. ROGER
Professeur honoraire de pathologie générale à la Faculté de Paris, Membre de l'Académie des Sciences et de l'Académie de Médecine.	Professeur de pathologie expérimentale à la Faculté de Paris, Membre de l'Académie de Médecine, Médecin de l'Hôtel-Dieu.

Vient de paraître :

Tome I. 1 *vol. gr. in-8° de* 909 *p., relié toile.* . . . . .   **22** fr.

COLLABORATEURS DU TOME I :

CH. ACHARD ; J. BERGONIÉ ; P.-J. CADIOT et H. ROGER ; P. COURMONT ; M. DUVAL et P. MULON ; A. IMBERT ; J.-P. LANGLOIS ; P. LE GENDRE ; F. LEJARS ; P. LENOIR ; TH. NOGIER ; H. ROGER ; P. VUILLEMIN,

CONDITIONS DE PUBLICATION

Le **Nouveau Traité** *sera publié en* **quatre volumes élégamment reliés.** *Chaque tome sera vendu séparément et le prix en sera fixé selon l'étendue des matières. Jusqu'à la publication du tome II, il est accepté des* **souscriptions à l'ouvrage complet** *au prix de* . . . . **88** fr.

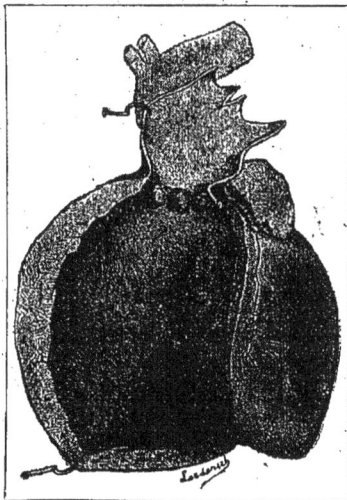

La librairie envoie gratuitement et franco de port les catalogues suivants à toutes les personnes qui en font la demande : — Catalogue général avec table générale analytique. — Catalogue des ouvrages d'enseignement.

Les livres de plus de 5 francs *sont expédiés* franco au prix du Catalogue. *Les volumes de* 5 *francs et au-dessous sont augmentés de* 10 o|o *pour le port.* **Toute commande doit être accompagnée de son montant.**

COLLECTION DE PRÉCIS MÉDICAUX

(VOLUMES IN-8°, CARTONNÉS TOILE ANGLAISE SOUPLE)

Introduction à l'étude de la Médecine,

par **G.-H. ROGER**, professeur à la Faculté de Paris. *4ᵉ édit.* **10** fr.

Anatomie et Dissection, par **H. ROUVIÈRE**, chef des travaux anatomiques et professeur agrégé à la Faculté de Médecine de Paris. — TOME I. — **Tête, Cou, Membre supérieur.** (*197 fig.*, *presque toutes en couleurs*). . . . . **12** fr.
TOME II (*et dernier*) : **Thorax, Abdomen, Bassin, Membre inférieur** (*259 figures*) . . . . **12** fr.

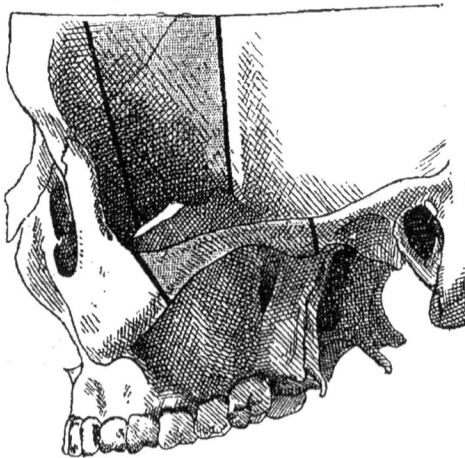

Ce volume est avant tout un livre d'enseignement : M. Rouvière a pensé qu'il ne fallait pas se contenter d'indiquer à l'étudiant, par une énumération forcément aride, ce qu'il va rencontrer, mais qu'il était nécessaire de l'avertir au préalable des principaux détails d'ordre systématique concernant le segment considéré, et de les lui montrer clairement par de bonnes figures. De cette manière, et par l'aide d'un livre unique, l'élève prendra d'abord une connaissance générale de la région, puis, ainsi documenté, pourra entreprendre la dissection en suivant les indications du paragraphe de technique.

Fig. 112. — Section de la paroi externe de l'orbite.

Dissection, par **P. POIRIER** et **A. BAUMGARTNER**, ancien prosecteur, *2ᵉ édition* (*241 figures*) . . . . . . **8** fr.

Physique biologique, par **G. WEISS**, prof. à la Faculté de Paris. *2ᵉ éd.* (*543 fig.*). . . **7** fr.

COLLECTION DE PRÉCIS MÉDICAUX *(Suite)*

Anatomie Pathologique, par M. LETULLE, professeur à la Faculté de Paris, et L. NATTAN-LARRIER, ancien chef de Laboratoire à la Faculté.

Vient de paraître :

TOME I. *Histologie pathologique générale; Anatomie pathologique spéciale (Appareils circulatoire, respiratoire ; Plèvre; Médiastin)*, avec 248 figures . . . **16 fr.**
TOME II et dernier. . . . . *en préparation.*

Les auteurs ont rejeté les notions schématiques et les théories pour donner une description exacte des lésions . C'est donc, au sens propre du mot, un *Précis*. Leur ouvrage est brillamment illustré : ses 248 figures sont *toutes* originales.

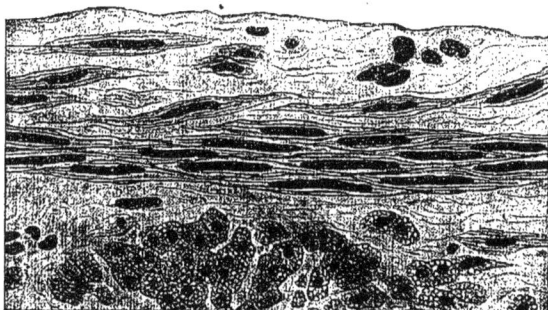

Fig. 29. — Muscles lisses dans un leiomyome utérin.

Physiologie, par Maurice ARTHUS, professeur à l'Université de Lausanne. 4ᵉ *édition* (320 fig.) . . . . **12 fr.**

Chimie physiologique, par M. ARTHUS. (7ᵉ *édition, sous presse*).

Biochimie, par E. LAMBLING professeur de chimie organique à la Faculté de Médecine de Lille (2ᵉ *édition, sous presse*).

Examens de Laboratoire *employés en clinique*, par L. BARD, professeur à l'Université de Genève, avec la collaboration de MM. G. MALLET et H. HUMBERT. 2ᵉ *édition (162 figures en noir et en couleurs).* **10 fr.**

Parasitologie, par E. BRUMPT, professeur agrégé à la Faculté de Paris (2ᵉ *édition, sous presse*).

Microbiologie clinique, par F. BEZANÇON, agrégé à la Fac. de Paris. 2ᵉ *éd.* (*148 fig.*) **9 fr.**

COLLECTION DE PRÉCIS MÉDICAUX *(Suite)*

Vient de paraître :

Microscopie. *Technique, expérimentation, diagnostic*, par M. LANGERON, préparateur à la Faculté de Médecine de Paris, chef des travaux de parasitologie à l'Institut de Médecine Coloniale ; Préface du professeur R. Blanchard.

1 vol., 751 pages (*270 figures*) . . . . . **10** fr.

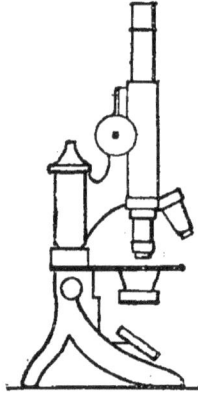

Cet ouvrage contient condensés pour les étudiants et tous ceux qui travaillent au laboratoire ce qu'il faut savoir du Microscope, de sa technique, des procédés de préparation, de conservation et de récolte des objets d'examen. Il servira également aux étudiants, aux médecins, aux zoologistes et aux botanistes.

Diagnostic médical et **Exploration clinique,** par P. SPILLMANN, P. HAUSHALTER, professeurs, et **L. SPILLMANN,** agrégé à la Faculté de Nancy, 2ᵉ éd. (*181 fig.*). . . . . . . **8** fr.

Médecine infantile, par **P. NOBÉCOURT,** agrégé à la Faculté de Paris. 2ᵉ éd. (*136 fig.*, *2 planches*). **14** fr.

Chirurgie infantile, par **KIRMISSON,** prof. à la Fac. de Paris, 2ᵉ éd. (*475 fig.*). **12** fr.

Médecine légale, par **LACASSAGNE,** Pʳ à l'Université de Lyon, 2ᵉ édition (*112 fig. et 2 pl.*). **10** fr.

Ophtalmologie, par **V. MORAX,** ophtalmologiste de l'hôpital Lariboisière (*2ᵉ édition, sous presse*).

Dermatologie, par J. DARIER, médecin de l'hôpital Broca. (*122 figures*). . . . . **12** fr.

Pathologie exotique, par E. JEANSELME, agrégé à la Faculté de Paris, et **E. RIST,** médecin des hôpitaux (*160 fig. et 2 planches*) . . . . **12** fr.

Thérapeutique et Pharmacologie, par A. RICHAUD, professeur agrégé à la Faculté de Paris, 2ᵉ édition . . . . **12** fr.

COLLECTION DE PRÉCIS MÉDICAUX *(Suite)*

Précis de Pathologie Chirurgicale

par MM. BEGOUIN, BOURGEOIS, PIERRE DUVAL, A. GOSSET, JEANBRAU, LECÈNE, LENORMANT, R. PROUST. TIXIER, complet, 4 volumes in-8, cartonnés toile anglaise. . **40** fr.

Ouvrage complet en vente :

TOME I. — **Pathologie chirurgicale générale, Maladies générales des Tissus, Crâne et Rachis,** par MM. P. LECÈNE, R. PROUST, Prof. agrégés à la Faculté de Paris et **L. TIXIER**, Prof. agrégé à la Faculté de Lyon. (*349 figures*). . . **10** fr.

TOME II. — **Tête, Cou, Thorax,** Par MM. H. BOURGEOIS, Oto-rhino-laryngologiste des Hôpitaux de Paris, et **CH. LENORMANT**, Professeur agrégé à la Faculté de Paris. (*312 figures*) . . . . **10** fr.

TOME III. — **Glandes mammaires, abdomen,** par MM. P. DUVAL, GOSSET, LECÈNE, LENORMANT, Professeurs agrégés à la Faculté de Paris. (*352 figures*). . . . . . **10** fr.

TOME IV. — **Organes génito-urinaires, Fractures et Luxations, Affections des Membres**. par MM. P. BÉGOUIN, professeur à la Faculté de Bordeaux, E. JEANBRAU, R. PROUST, **L. TIXIER**, professeurs agrégés aux Facultés de Montpellier, Paris et Lyon (*429 figures*). . . . . **10** fr.

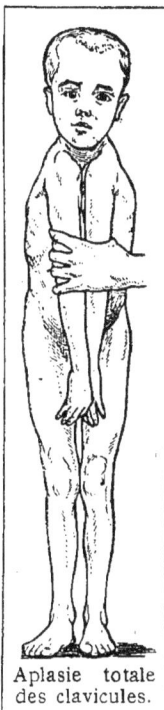

Aplasie totale des clavicules.

CHARCOT — BOUCHARD — BRISSAUD

Traité de Médecine

PUBLIÉ SOUS LA DIRECTION DE MM.

BOUCHARD | **BRISSAUD**
Prof. à la Fac. de Paris, Membre de l'Institut. | Prof. à la Faculté de Médecine de Paris.

10 volumes grand in-8°, avec figures dans le texte (2ᵉ *édition*) . **160** fr.

Vendus séparément : Tomes I, II, III et IV, chacun **16** *fr.; T. V,* **18** fr; *T. VI, VII, VIII, chacun* **14** fr.; *T. IX et X, chacun* **18** fr.

OUVRAGE COMPLET   *Vient de paraître :*

La Nouvelle Pratique
Médico=Chirurgicale
Illustrée

DIRECTEURS :

E. BRISSAUD, A. PINARD, P. RECLUS
Professeurs à la Faculté de Médecine de Paris

Secrétaire général : HENRY MEIGE

CHIRURGIE — MÉDECINE — OBSTÉTRIQUE — THÉRAPEUTIQUE — DERMATOLOGIE
PSYCHIATRIE — OCULISTIQUE — OTO-RHINO-LARYNGOLOGIE — ODONTOLOGIE
MÉDECINE MILITAIRE — MÉDECINE LÉGALE — ACCIDENTS DU TRAVAIL
BACTÉRIOLOGIE CLINIQUE — HYGIÈNE — PUÉRICULTURE — MÉDICATIONS
RÉGIMES — AGENTS PHYSIQUES — FORMULAIRE

8 **VOLUMES** grand in-8°, **reliés maroquin, tête dorée, dos plat, fers spéciaux**, 8.000 *pages*, 2.200 *figures*, 75 *planches*.

Prix de l'ouvrage complet : 176 fr.

COMPLÉMENTS
PÉRIODIQUES

Pour qu'il reste, en médecine, le livre le plus complet et le plus pratique, les **Directeurs** *de la Nouvelle* *P. M. C.* **ont décidé de tenir l'ouvrage au courant et de publier, tous les deux ans, un volume de même format et conçu dans le même esprit.** A l'aide de ces volumes complémentaires, le praticien aura sous la main un ouvrage synthétisant vraiment toute la médecine.

Le premier de ces Suppléments paraîtra en juin 1913.

MANUEL

de Pathologie Interne

Par G. DIEULAFOY

Professeur de clinique médicale à la Faculté de Médecine de Paris,
Médecin de l'Hôtel-Dieu, Membre de l'Académie de Médecine.

Seizième édition, entièrement refondue. 4 vol. in-16 avec figures en noir et en couleurs, cart. à l'anglaise. . . . . **32 fr.**

HUITIÈME ÉDITION, REVUE ET AUGMENTÉE

FORMULAIRE ✢ ✢ ✢ ✢ ✢ ✢ ✢
✢ ✢ ✢ ✢ ✢ ✢ ✢ THÉRAPEUTIQUE

CONFORME AU CODEX DE 1908

PAR MM.

G. LYON	**P. LOISEAU**
Ancien chef de clinique	Ancien préparateur
à la Faculté de Médecine	à l'École supérieure de Pharmacie
de Paris	de Paris

AVEC LA COLLABORATION DE MM.

L. DELHERM | **Paul-Émile LÉVY**

1 *vol. in-18 tiré sur papier indien très mince, relié maroquin souple.* **7 fr.**

HUITIÈME ÉDITION, REVUE ET AUGMENTÉE

DU

Traité élémentaire ✢ ✢ ✢ ✢ ✢ ✢ ✢
✢ ✢ de Clinique Thérapeutique

Par le Dr Gaston LYON

Ancien chef de clinique médicale à la Faculté de Médecine de Paris

1 *vol. grand in-8° de XII-1791 pages, relié toile anglaise.* . . **25 fr.**

MASSON ET Cⁱᵉ, ÉDITEURS

G.-M. DEBOVE
Doyen de la Faculté de Médecine, Membre de l'Académie de Médecine.

Ch. ACHARD
Professeur agrégé à la Faculté,
Médecin des hôpitaux.

J. CASTAIGNE
Professeur agrégé à la Faculté,
Médecin des hôpitaux.

Manuel des
Maladies du Foie ❧ ❧ ❧
❧ ❧ ❧ et des Voies Biliaires

Par J. CASTAIGNE et M. CHIRAY

1 vol. de 884 pages avec 300 figures dans le texte . . . . . . **20 fr.**

Manuel des
Maladies du Tube digestif

Tome I: *BOUCHE, PHARYNX, OESOPHAGE, ESTOMAC*

par G. PAISSEAU, F. RATHERY, J.-Ch. ROUX

1 vol. grand in-8° de 725 pages, avec figures dans le texte . . **14 fr.**

Tome II: *INTESTIN, PÉRITOINE, GLANDES SALIVAIRES
PANCRÉAS*

par M. LOEPER, Ch. ESMONET, X. GOURAUD, L.-G. SIMON,
L. BOIDIN et F. RATHERY

1 vol. grand in-8° de 810 pages, avec 116 figures dans le texte. **14 fr.**

Traité Élémentaire
de Clinique Médicale

PAR
G.-M. DEBOVE
Doyen honoraire
de la Faculté de Mé-
decine, membre de
l'Académie de Méde-
cine.

ET
A. SALLARD
Ancien interne des
Hôpitaux de Paris.

1 vol. grand in-8° de 1296 pages, avec 275 figures, relié toile. **25 fr.**

G.-M. DEBOVE
Doyen de la Faculté de Médecine, Membre de l'Académie de Médecine.

Ch. ACHARD
Professeur agrégé à la Faculté,
Médecin des hôpitaux.

J. CASTAIGNE
Professeur agrégé à la Faculté,
Médecin des hôpitaux.

Manuel des
Maladies de la Nutrition
et Intoxications

par L. BABONNEIX, J. CASTAIGNE, Abel GY, F. RATHERY
1 *vol. grand in-8° de* 1082 *pages, avec* 119 *figures dans le texte.* **20 *fr.***

Ce livre est la mise au point par les auteurs les plus compétents de nos connaissances sur les *Troubles de la Nutrition* et les diverses *Intoxications*. On y trouvera l'exposé de l'anatomie pathologique, l'étiologie, les symptômes, l'examen clinique, le diagnostic et le traitement de ces maladies. La première partie est consacrée aux *Rhumatismes*. La seconde aux *maladies de la nutrition : obésité, maigreur, goutte, etc.* La troisième traite des *Intoxications : alcoolisme, saturnisme, hydrargyrisme, etc.*

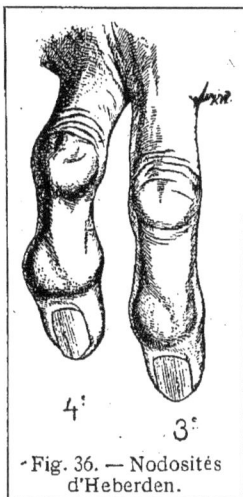

Fig. 36. — Nodosités d'Heberden.

Aide-Mémoire de
Thérapeutique,

par **G.-M. DEBOVE**, Doyen honoraire de la Faculté de Médecine, membre de l'Académie de Médecine, **G. POUCHET**, professeur de Pharmacologie et Matière médicale à la Faculté de Médecine, Membre de l'Académie de Médecine, et **A. SALLARD**, Ancien interne des Hôpitaux de Paris.

2ᵉ ÉDITION CONFORME AU CODEX DE 1908

1 *vol. in-8° de* VIII-911 *pages, imprimé sur* 2 *colonnes, relié toile.* **18 *fr.***

MASSON ET Cⁱᵉ, ÉDITEURS

Vient de paraître :

TRAITÉ DE L'EXAMEN ❧ ❧
❧ ❧ ❧ ❧ ❧ ❧ DES CRACHATS

Étude Histochimique, Cytologique,
Bactériologique et Chimique

PAR

F. BEZANÇON	S. I. DE JONG
Professeur agrégé a la Faculté de Paris, Médecin des Hôpitaux.	Ancien chef de Clinique à la Faculté de Paris.

1 *vol. in-8⁰ de 411 pages, avec 8 planches en couleurs* . . . . . **10** *fr.*

Sous presse :

Anatomie ❧ ❧ ❧ ❧ ❧
❧ ❧ ❧ et Physiologie Médicales

PAR

L. LANDOUZY	Léon BERNARD
Professeur de la Clinique Laënnec. Doyen de la Faculté de Médecine. Membre de l'Académie de Médecine.	Agrégé à la Faculté de Médecine de Paris. Médecin de l'Hôpital Laënnec.

AVEC LA COLLABORATION DE

MM. les Dʳˢ L. BERNARD, GOUGEROT, HALBRON, S. I. DE JONG, LŒDERICH, LORTAT-JACOB, SALOMON, SÉZARY, VITRY

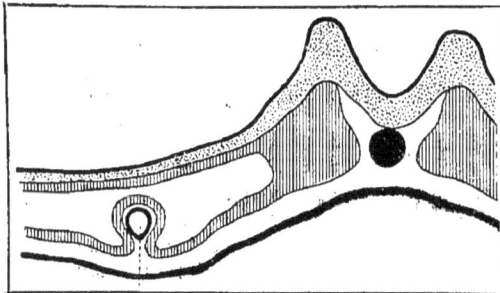

Fig. 64. — Schéma d'un embryon montrant la formation des tubes vasculaires cardiaques.

1 *vol. gr. in-8 de 650 pages, avec près de 300 figures en noir et en couleurs, 6 planches hors texte, relié toile.*

Étude à la fois *morphologique et physiologique* (c'est ce qui fera son originalité), ce volume comportera dans le texte et en planches hors texte des figures théoriques et des schémas en couleurs extrêmement variés.

Conférences pratiques
sur l'alimentation des Nourrissons

par P. NOBÉCOURT
Professeur agrégé à la Faculté de Paris, Médecin des Hôpitaux.
Préface de M. le Pr Hutinel

1 vol. in-8°, de XVI-250 pages, avec 24 figures dans le texte . . **4 fr.**

Traité des Maladies ❦ ❦ ❦ ❦
❦ ❦ ❦ ❦ ❦ du Nourrisson

par le Docteur A. LESAGE
Médecin des Hôpitaux de Paris.

1 volume in-8° de VI-736 pages, avec 68 figures dans le texte . . **10 fr.**

Traité des
Maladies de l'Enfance

DEUXIÈME ÉDITION, REVUE ET AUGMENTÉE

PUBLIÉE SOUS LA DIRECTION DE MM.

J. GRANCHER | J. COMBY

5 volumes grand in-8° avec figures dans le texte. . . . . . **112 fr.**

Vient de paraître :

TRAITEMENT RATIONNEL
de la Phtisie

Par le Dr Ch. SABOURIN
4ᵉ ÉDITION

1 vol. in-8° de 364 pages. . . . . **4 fr.**

MASSON ET C⁹, ÉDITEURS

BIBLIOTHÈQUE DE THÉRAPEUTIQUE CLINIQUE
à l'usage des Médecins praticiens

THÉRAPEUTIQUE USUELLE
des Maladies de ✿ ✿ ✿ ✿ ✿ ✿ ✿
✿ ✿ ✿ ✿ ✿ ✿ ✿ la Nutrition

PAR LES DOCTEURS

P. LE GENDRE	**A. MARTINET**
Médecin de l'Hôpital Lariboisière.	Ancien interne des Hôpitaux de Paris.

1 vol. in-8° de 429 pages. . . . . **5 fr.**

THÉRAPEUTIQUE USUELLE
des Maladies de ✿ ✿ ✿ ✿ ✿ ✿ ✿
l'Appareil Respiratoire
Par Alfred MARTINET

1 vol. in-8° de IV-295 pages avec figures, broché . . . . 3 fr. **50**

Les Régimes usuels
Par les docteurs P. LE GENDRE et A. MARTINET

1 vol. in-8 de IV-434 pages, broché . . . . **5 fr.**

Régimes : à l'état normal; systématiques; dans les maladies.
Alimentation artificielle.

Clinique Hydrologique
Par les Dⁿ F. BARADUC, Félix BERNARD, M. E. BINET, J. COTTET
L. FURET, A. PIATOT, G. SERSIRON, A. SIMON, E. TARDIF.
1 volume in-8° de X-636 pages . . . . **7 fr.**

BIBLIOTHÈQUE DE THÉRAPEUTIQUE CLINIQUE
à l'usage des Médecins praticiens (suite)

LES

Médicaments usuels

Par le Dr Alfred MARTINET

QUATRIÈME ÉDITION, ENTIÈREMENT REVUE

1 vol. in-8° de 609 pages avec figures dans le texte. . . . . . . **6 fr.**

Les Aliments usuels

Composition — Préparation

Par le Dr Alfred MARTINET

DEUXIÈME ÉDITION, ENTIÈREMENT REVUE

1 volume in-8° de VIII-352 pages avec figures. . . . . **4 fr.**

Les
Agents physiques
usuels

(*Climatothérapie — Hydrothérapie*
Crénothérapie — Thermothérapie
Méthode de Bier — Kinésithérapie
Électrothérapie — Radiumthérapie)

Par les Drs A. MARTINET, A. MOUGEOT,
P. DESFOSSES, L. DUREY, Ch. DUCROC-
QUET, L. DELHERM, H. DOMINICI.

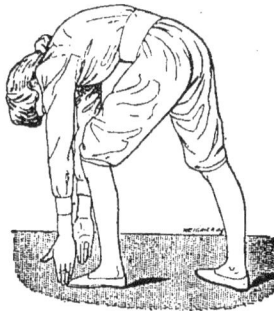

1 vol. in-8° de XVI-633 pages, avec 170 fig. et 3 planches hors texte. **8 fr.**

Vient de paraître :

Traité Médico-Chirurgical

DES

Maladies de l'Estomac

et de l'Œsophage

PAR MM.

A. MATHIEU	L. SENCERT	TH. TUFFIER
Médecin	Professeur agrégé	Professeur agrégé
de l'Hôpital St-Antoine.	à la Faculté de Nancy.	Chirurgien
		de l'Hôpital Beaujon.

AVEC LA COLLABORATION DE :

J.-CH. ROUX	ROUX-BERGER
Ancien interne	Prosecteur
des Hôpitaux de Paris.	à l'Amphithéâtre
	des Hôpitaux.

F. MOUTIER
Ancien interne des hôpitaux de Paris.

Fig. 43.
Extraction œsophagoscopique
d'une pièce de monnaie.

*1 vol. gr. in-8° de 934 pages
avec 300 figures dans le texte.* **20** fr.

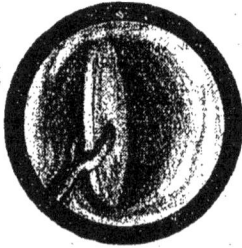

Vient de paraître :

Pressions artérielles ❧ ❧ ❧

❧ ❧ ❧ et Viscosité sanguine

CIRCULATION — NUTRITION — DIURÈSE

Par le Docteur **Alfred MARTINET**

1 *vol. in-8° de 273 pages avec 102 fig. en noir et en couleurs* . . . **7** fr.

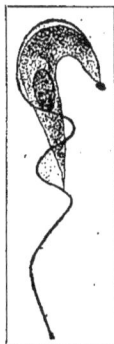

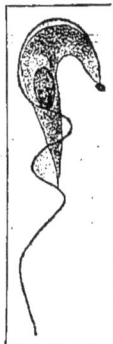

MASSON ET Cⁱᵉ, ÉDITEURS

Les Anormaux
ET
les Malades mentaux
AU RÉGIMENT

Par G. HAURY
Médecin major de 1ʳᵉ classe,
Membre corresp. de la Société de médecine légale de France.
PRÉFACE DU Pʳ RÉGIS

1 *vol. in-8° de* 376 *pages* . . . . **5** *fr.*

Traité
d'Hygiène Militaire
par G.-H. LEMOINE
Médecin principal de première classe,
Professeur d'hygiène à l'Ecole du Val-de-Grâce,
Membre du Conseil supérieur d'Hygiène de France.

1 *vol. gr. in-8° de* XXIV-758 *pages, avec* 89 *figures, broché* . . **12** *fr.*

L'Alcool

ÉTUDE ÉCONOMIQUE GÉNÉRALE
Ses rapports avec l'Agriculture,
l'Industrie, le Commerce, la Législation, l'Impôt,
l'Hygiène individuelle et sociale

PAR
LOUIS JACQUET
Ingénieur des Arts et Manufactures.
PRÉFACE DE M. G. CLEMENCEAU

In-8° de 945 *p., avec* 138 *tableaux,* 13 *graphiques et* 43 *fig.* . . **17** *fr.*

Vient de paraître :

ACCIDENTS DU TRAVAIL

GUIDE POUR

l'Évaluation des Incapacités

PAR

L. IMBERT

Agrégé des Facultés,
Professeur à l'Ecole de Médecine de Marseille,
Médecin expert près les Tribunaux.

C. ODDO

Professeur à l'Ecole de Médecine de Marseille,
Médecin expert près les Tribunaux.

P. CHAVERNAC

Médecin expert près les Tribunaux.

Préface de M. R. VIVIANI

*1 vol. in-8° de 946 pages, avec figures,
cartonné toile* . . . . **12 fr.**

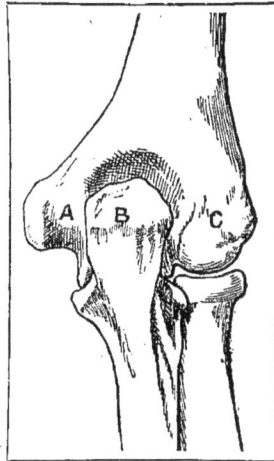

Tout accident doit être exprimé en chiffres, puisqu'il se réduit en dernière analyse à une indemnité. Au milieu des incertitudes de la jurisprudence, ce livre guide le médecin, en s'appuyant à la fois sur l'expérience médicale et les connaissances juridiques des auteurs.

Le Vade-Mecum ❧ ❧ ❧ ❧ ❧ ❧
❧ ❧ ❧ ❧ ❧ du Médecin Expert

PAR

A. LACASSAGNE	L. THOINOT
Professeur de Médecine légale	Professeur de Médecine légale
à l'Université de Lyon	à la Faculté de Paris

1 volume in-18, de XII-265 pages, relié peau. . . . . **6 fr.**

MASSON ET Cⁱᵉ, ÉDITEURS

Notions pratiques ✣ ✣ ✣ ✣
✣ ✣ ✣ ✣ ✣ ✣ ✣ d'Electricité

à l'usage des Médecins

Avec renseignements spéciaux pour les
Oto-Rhino-Laryngologistes.

Par M. LERMOYEZ

Membre de l'Académie de Médecine,
Médecin des Hôpitaux de Paris.

1 vol. gr. in-8 de 863 pages avec 426 fig.,
relié toile. . . . . **20 fr.**

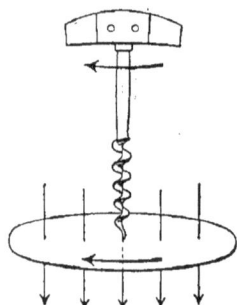

Fig. 184. — Schéma de la
règle de Maxwell.

Cet ouvrage est divisé en 10 sections qui traitent du courant électrique ;
du magnétisme ; de la mesure, distribution, production, accumulation, récep-
tion de l'énergie ; des installations électro-médicales portatives et fixes ; de
l'éclairage et du chauffage.

Précis de ✣ ✣ ✣ ✣

✣ ✣ ✣ ✣ Radiodiagnostic

Par le Dʳ JAUGEAS

Assistant de radiographie à l'hôpital Saint-Antoine,
Chef de Laboratoire de radiologie du Dʳ Béclère,

PRÉFACE DU Dʳ BÉCLÈRE, MEMBRE DE L'ACADÉMIE DE MÉDECINE.

1 vol. in-8 de 437 pages, nombreuses figures et 48 planches hors
texte, relié toile. . . . . **16 fr.**

Les planches hors texte et
les schémas ont été multipliés
dans l'ouvrage. — Ce volume
expose d'abord les règles
d'une installation radiogra-
phique et le maniement des
instruments. Il étudie ensuite
les applications et montre, par

Fig. 11. — Ampoule à potasse.

des épreuves radiographiques et des schémas, les caractères sous lesquels
apparaissent à l'état normal les régions explorées. Une 3ᵉ partie est réservée
aux applications cliniques.

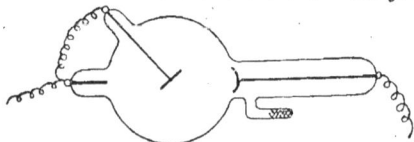

NEUROLOGIE — PSYCHONÉVROSES

La Pratique ✶ ✶ ✶ ✶ ✶ ✶

✶ ✶ ✶ ✶ ✶ ✶ ✶ Neurologique

PUBLIÉE SOUS LA DIRECTION DE

PIERRE MARIE

Professeur à la Faculté de Médecine de Paris, Médecin de la Salpêtrière,

PAR MM.

O. CROUZON, G. DELAMARE, E. DESNOS, Georges GUILLAIN, E. HUET, LANNOIS, A. LÉRI, François MOUTIER, POULARD, ROUSSY.

SECRÉTAIRE DE LA RÉDACTION

O. CROUZON.

1 vol. gr. in-8° de XVIII-1408 pages, 303 fig. dans le texte, relié **30 fr.**

L'idée qui a dirigé les auteurs a été de faire un *traité de séméiotique* tel, qu'un médecin nullement spécialisé puisse se trouver en état de pratiquer un examen complet de tous les appareils au point de vue de la pathologie nerveuse.

Une *partie thérapeutique* complète les conseils donnés par les auteurs sur l'examen séméiologique. La **Pratique Neurologique** a été très illustrée. Plus de 300 photographies, dessins, figures schématiques, éclairent le texte.

Les manifestations fonctionnelles
des Psychonévroses
Leur traitement par la Psychothérapie

Par J. DEJERINE

Professeur de clinique des maladies du système nerveux à la Faculté de Médecine de Paris, Médecin de la Salpêtrière, Membre de l'Académie de Médecine,

et E. GAUCKLER

Ancien interne des Hôpitaux.

1 vol. grand in-8 de IX-561 pages, avec 1 planche hors texte.. . **8 fr.**

Les Psychonévroses
et leur traitement moral
Par le Pr DUBOIS

PRÉFACE DU PROFESSEUR DEJERINE

TROISIÈME ÉDITION: 1 volume in-8° de 560 pages . . . . **8 fr.**

MASSON ET Cᶦᵉ, ÉDITEURS

Vient de paraître :

Le Problème Physiologique
du Sommeil

PAR

HENRI PIÉRON

Directeur du Laboratoire de Psychologie physiologique de la Sorbonne

1 *vol. in-8° de* 520 *pages.* . . . . **10** *fr.*

Technique du Diagnostic

par la méthode

DE DÉVIATION DU COMPLÉMENT

Par P.-F. ARMAND-DELILLE

Ancien chef de clinique de la Faculté de Médecine de Paris.

1 *vol. in-8° de* 200 *p.,* 25 *fig. et* 1 *planche en couleurs, cart..* : **5** *fr.*

Traité de Physiologie

PAR

P.-J. MORAT	**Maurice DOYON**
Professeur à l'Université de Lyon.	Professeur adjoint à la Faculté de Médecine de Lyon.

5 *volumes gr. in-8°, avec figures en noir et en couleurs dans le texte.*

TOME I. **Fonctions élémentaires.** — Prolégomènes, contraction.
— Sécrétion, milieu intérieur, avec 194 figures. . . . . **15** fr.
TOME II. **Fonctions d'innervation** avec 263 figures. . . . . **15** fr.
TOME III. **Fonctions de nutrition.** — Circulation. — Calorification. **12** fr.
TOME IV. **Fonctions de nutrition** (*suite et fin*). — Respiration,
excrétion. — Digestion, absorption, avec 167 figures. . . . . **12** fr.

En préparation : TOME V ET DERNIER. *Fonctions de relation et de reproduction.*

Traité d'Histologie

PAR

A. PRENANT	P. BOUIN
Professeur	Professeur agrégé
à la Faculté de Paris.	à la Faculté de Nancy

L. MAILLARD

Chef des travaux de Chimie biologique à la Faculté de Médecine de Paris.

Tome I :

CYTOLOGIE GÉNÉRALE
ET SPÉCIALE

1 *vol. gr. in-8°, de* 977 *p., avec* 791 *fig. dont* 172 *en couleurs*. . . . . . . **50** *fr.*

Tome II et dernier :

HISTOLOGIE ET ANATOMIE

1 *vol. gr. in-8° de* XL-1199 *p., avec* 572 *fig. dont* 31 *en couleurs*... . . . . . . **50** *fr.*

Le *Traité d'Histologie* est un exposé de la science histologique dans son ensemble, où chaque question est traitée avec le souci de prendre sa place dans un tout systématique. Il présente les rapports que la cytologie, l'histologie et l'anatomie microscopique soutiennent avec la chimie et la physiologie de la cellule, avec l'embryologie, la physiologie et l'histologie pathologique. Ce traité se distingue des ouvrages similaires par la perfection de ses nombreuses figures en noir et en couleurs.

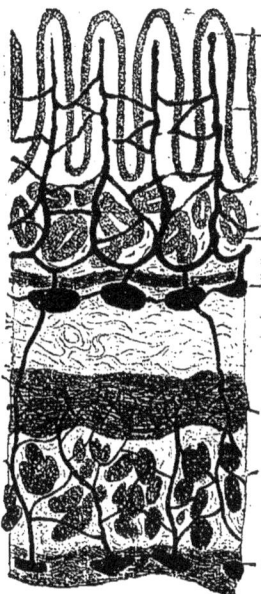

Fig. 405. — Lymphatiques de la paroi stomacale.

Technique
Opératoire
Physiologique

(TUBE DIGESTIF ET ANNEXES) par **Albert LE PLAY**, docteur ès sciences et en médecine, ancien chef de clinique à la Faculté, chef de laboratoire à l'hôpital Laënnec. Avec une préface de M. le Professeur **Charles RICHET**.

1 *vol. gr. in-8° de* 159 *pages, avec* 132 *fig. dans le texte*. . . . **6** *fr.*

MASSON ET Cⁱᵉ, ÉDITEURS

MALADIES DU CUIR CHEVELU
Par le Docteur **R. SABOURAUD**
Directeur du Laboratoire Municipal à l'Hôpital Saint-Louis

I. Les Maladies Séborrhéiques :

SÉBORRHÉS, ACNÉS, CALVITIE

1 *vol. gr. in-8° avec* 91 *figures en noir et en couleurs*. . . **10** *fr.*

II. Les Maladies Desquamatives :

PITYRIASIS et ALOPÉCIES
PELLICULAIRES

1 *vol. gr. in-8° avec* 122 *figures en noir et en couleurs* . . . **22** *fr.*

III. Les Maladies Cryptogamiques :

LES TEIGNES

1 *vol. gr. in-8° de* VI-855 *pages avec* 433 *fig. et* 28 *planches* . **30** *fr.*

La Pratique ✢✢✢✢✢✢✢✢✢✢
✢✢✢✢✢✢ Dermatologique
PUBLIÉE SOUS LA DIRECTION DE MM.

ERNEST BESNIER, L. BROCQ, L. JACQUET

Par MM. AUDRY, BALZER, BARDE, BAROZZI, BARTHÉLEMY, BÉNARD, ERNEST BESNIER, BODIN, BRAULT, BROCQ, DE BRUN, COURTOIS-SUFFIT, DU CASTEL, A. CASTEX, J. DARIER, DEHU, DOMINICI, W. DUBREUILH, HUDELO, L. JACQUET. JEANSELME, J.-B. LAFFITTE, LENGLET, LEREDDE, MERKLEN, PERRIN, RAYNAUD RIST, SABOURAUD, MARCEL SÉE, GEORGES THIBIERGE, TRÉMO-LIÈRES, VEYRIÈRES.

4 *vol. reliés, avec figures et* 89 *planches en couleurs* . **156** *fr.*
Tome I. **36** fr.; Tomes II, III, IV, chacun . . . . **40** fr.

Depuis la publication de la *PRATIQUE DERMATOLOGIQUE*, les applications électrothérapiques ont acquis une grande importance. Aussi l'article **Électricité** a-t-il été refondu entièrement, en Janvier 1907.

OUVRAGE COMPLET

Abrégé d'Anatomie

PAR

P. POIRIER
Professeur d'Anatomie
à la Faculté de Médecine de Paris.

A. CHARPY
Professeur d'Anatomie
à la Faculté de Médecine de Toulouse.

B. CUNÉO
Professeur agrégé à la Faculté de Médecine de Paris.

TOME I. — EMBRYOLOGIE — OSTÉOLOGIE — ARTHROLOGIE — MYOLOGIE.

TOME II. — CŒUR — AR-
TÈRES — VEINES — LYM-
PHATIQUES — CENTRES
NERVEUX — NERFS CRA-
NIENS — NERFS RACHI-
DIENS.

TOME III — ORGANES DES
SENS — APPAREIL DI-
GESTIF ET ANNEXES —
APPAREIL RESPIRA-
TOIRE — CAPSULES SUR-
RÉNALES — APPAREIL
URINAIRE — APPAREIL
GÉNITAL DE L'HOMME
— APPAREIL GÉNITAL
DE LA FEMME — PÉRI-
NÉE — MAMELLES —
PÉRITOINE.

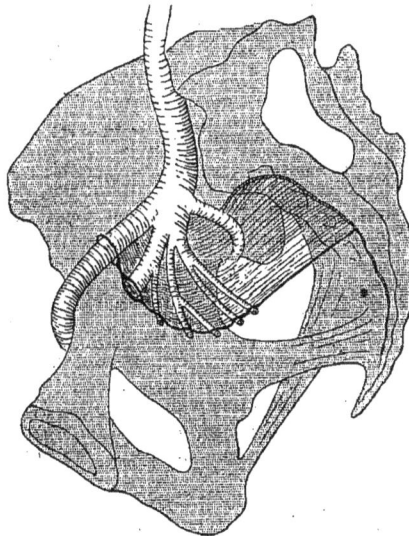

Fig. 953. — Schéma de la gaine hypogastrique
(d'après Marcille).

3 *volumes in-8°, formant ensemble* 1620 *pages avec*
976 *figures en noir et en couleurs dans le texte, riche-*
ment reliés toile. . . . . **50** *fr.*
Reliure spéciale dos maroquin. . . . . **55** *fr.*

MASSON ET Cie, ÉDITEURS

P. POIRIER — A. CHARPY

Traité
d'Anatomie Humaine

Nouvelle édition, entièrement refondue par

A. CHARPY ET **A. NICOLAS**
Professeur d'Anatomie à la Faculté   Professeur d'Anatomie à la Faculté
de Médecine de Toulouse.   de Médecine de Paris.

O. Amoëdo — Argaud — A. Branca — R. Collin — B. Cunéo
G. Delamare — Paul Delbet — Dieulafé — A. Druault — P. Fredet
Glantenay — A. Gosset — M. Guibé — P. Jacques
Th. Jonnesco — E. Laguesse — L. Manouvrier — P. Nobécourt
O. Pasteau — M. Picou — A. Prenant — H. Rieffel — Rouvière
Ch. Simon — A. Soulié — B. de Vriese — Weber.

L'ouvrage **complet** (5 tomes en 13 fascicules) est en vente au prix de **171** fr.

Petite Chirurgie ❦ ❦ ❦ ❦

❦ ❦ ❦ ❦ ❦ ❦ ❦ ❦ ❦ ❦ ❦ Pratique

PAR

Th. TUFFIER	P. DESFOSSES
Professeur agrégé à la Faculté de Médecine de Paris, Chirurgien de l'Hôpital Beaujon.	Ancien interne des hôpitaux de Paris, Chirurgien du Dispensaire de la Cité du Midi.

TROISIÈME ÉDITION, ENTIÈREMENT REFONDUE

I *vol. petit in-8° de* XI-570 *pages, avec* 325 *fig., cart. à l'angl.* **10** *fr.*

Traité de Gynécologie

Clinique et Opératoire

par **Samuel POZZI**

Professeur de Clinique gynécologique à la Faculté de Médecine de Paris,
Membre de l'Académie de Médecine, Chirurgien de l'hôpital Broca.

QUATRIÈME ÉDITION, ENTIÈREMENT REFONDUE
AVEC LA COLLABORATION DE F. JAYLE

2 *vol. grand in-8° formant ensemble* 1500 *pages avec* 894 *figures dans le texte. Reliés toile.* . . . . **40** *fr.*

Précis ✷ ✷ ✷ ✷ ✷ ✷ ✷ ✷ ✷

✷ ✷ ✷ d'Obstétrique

PAR MM.

A. RIBEMONT-DESSAIGNES	G. LEPAGE
Professeur à la Faculté de Médecine Accoucheur de l'hôpital Beaujon Membre de l'Académie de Médecine	Professeur agrégé à la Faculté de Médecine de Paris Accoucheur de l'hôpital de la Pitié

SIXIÈME ÉDITION

AVEC 568 FIGURES DANS LE TEXTE, DONT 400 DESSINÉES PAR M. RIBEMONT-DESSAIGNES

I *vol. grand in-8° de* 1420 *pages, relié toile.* . . . . . . **30** *fr.*

MASSON ET Cⁱᵉ, ÉDITEURS

Traité de
Technique Opératoire

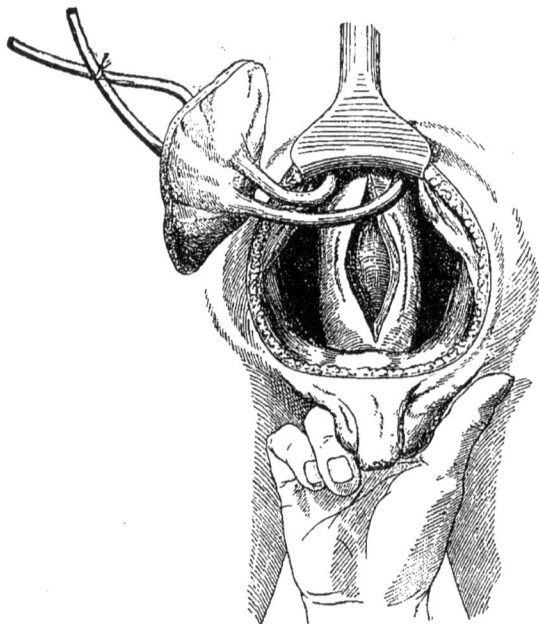

PAR

CH. MONOD

Professeur agrégé à la Faculté de Médecine
de Paris
Chirurgien honoraire des hôpitaux,
Membre de l'Académie de Médecine.

ET

J. VANVERTS

Chirurgien des hôpitaux de Lille,
Ancien interne lauréat des hôpitaux
de Paris, Membre correspondant
de la Société de Chirurgie.

DEUXIÈME ÉDITION

ENTIÈREMENT REFONDUE

ψ ψ ψ

2 volumes grand in-8°, formant ensemble XII-2016 pages avec 2337 figures dans le texte. . . **40 fr.**

Cette seconde édition d'un Traité devenu classique offre, dans leur ensemble, avec tous les détails et toutes les figures que comporte un pareil sujet, les procédés actuels de toute la technique opératoire.

MÉDECINE OPÉRATOIRE

DES VOIES URINAIRES

Anatomie Normale et

Anatomie Pathologique Chirurgicale

Par J. ALBARRAN

Professeur de clinique des Maladies des Voies urinaires à la Faculté de Paris.

I *vol. gr. in-8° de* XII-992 *p. avec* 561 *fig. en noir et en couleurs, relié.* **35 fr.**

PRÉCIS DE
Technique Opératoire

PAR LES PROSECTEURS DE LA FACULTÉ DE MÉDECINE DE PARIS
AVEC INTRODUCTION
Par le professeur Paul BERGER

Pratique courante et Chirurgie d'urgence, par VICTOR VEAU. 3ᵉ *édition*.

Tête et cou, par CH. LENORMANT. 3ᵉ *édition*.

Thorax et membre supérieur, par A. SCHWARTZ, 3ᵉ *édition*.

Abdomen, par M. GUIBÉ. 3ᵉ *édition*.

Appareil urinaire et appareil génital de l'homme, par PIERRE DUVAL. 3ᵉ *édition*.

Appareil génital de la femme, par R. PROUST, 3ᵉ *édition*.

Membre inférieur, par GEORGES LABEY, 2ᵉ *édition*.

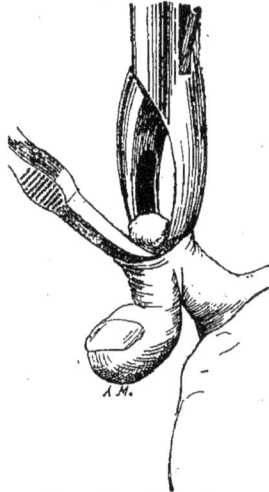

Fig. 158. — Résection phalango-phalanginienne.

Chaque volume illustré de plus de 200 figures, la plupart originales. . . . . **4 fr. 50**

Vient de paraître :

Technique Chirurgicale

Infantile

Indications opératoires, Opérations courantes

Par L. OMBREDANNE

Professeur agrégé à la Faculté de Médecine de Paris, chirurgien de l'Hôpital Bretonneau.

1 *vol. in-8º de* 342 *pages, avec* 210 *figures*. . . . . **7 fr.**

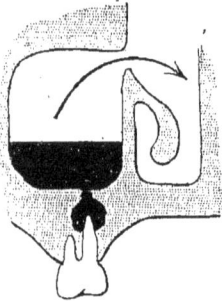

===== COLLECTIONS =====

L'ŒUVRE MÉDICO-CHIRURGICAL (Dʳ CRITZMAN, Directeur)

Suite de Monographies Cliniques
SUR LES QUESTIONS NOUVELLES
EN MÉDECINE, EN CHIRURGIE ET EN BIOLOGIE
Chaque Monographie est vendue séparément. . . . . **l fr. 25**

Il est accepté des Abonnements pour une série de 10 Monographies consécutives au prix à forfait et payable d'avance de **10** francs pour la France
et **12** francs pour l'Etranger (port compris).

DERNIÈRES MONOGRAPHIES PUBLIÉES :

53. **Les Sulfo-éthers urinaires**, par H. Labbé et G. Vitry.
54. **Les injections mercurielles intra-musculaires dans le trai-
    tement de la Syphilis**, par le Dʳ A. Levy-Bing.
55. **Anticorps, antigènes et Méthode de déviation du Complé-
    ment** (*Le Mécanisme de l'Immunité*), par P.-F. Armand-Delille,
    ancien chef de clinique à la Faculté de Paris (*épuisé*).
56. **L'Anaphylaxie et les réactions anaphylactiques** (*Maladie du
    sérum ; cuti et ophtalmo-réaction à la tuberculine*), par le Dʳ
    P.-F. Armand-Delille (2ᵉ *tirage*).
57. **Les Sutures vasculaires**, par L. Imbert, professeur, et J. Fiolle,
    chef de clinique à l'Ecole de Médecine de Marseille.
58. **L'Hérédité normale et pathologique**, par le Pʳ Ch. Debierre.
59. **Traitement chirurgical de la Tuberculose pulmonaire**, par les
    Dʳˢ Tuffier, professeur agrégé à la Faculté de Médecine de
    Paris, et J. Martin, chef de clinique chirurgicale à la Faculté
    de Montpellier.
60. **La Rachicentèse**, par MM. P. Ravaut, médecin des hôpitaux de
    Paris, Gastinel et Velter, internes des hôpitaux de Paris.
61. **Les Métaux colloïdaux électriques en thérapeutique**, par
    MM. L. Bousquet et H. Roger, chefs de clinique à la Faculté
    de Montpellier.
62. **De la Névralgie intercostale** (*Étude des symptômes accusés
    par les malades*), par le Dʳ W. Janowski.
63. **Traitement du cancer inopérable**, par le Dʳ Tuffier.
64. **La gymnastique respiratoire**, par le Dʳ P. Desfosses et
    Mᵐᵉ Burman-Oberg.
65. **De l'Incontinence d'Urine chez les enfants**, par le Dʳ D.
    Courtade.
66. **Les Poisons Tuberculeux** et leurs rapports avec l'anaphylaxie
    et l'immunité, par le Dʳ P.-F. Armand-Delille.
67. **La Chirurgie des Vésicules séminales**, par les Dʳˢ J. et P. Fiolle.
68. **Traitement actuel du rhumatisme blennorragique**, par E.
    Chauvet.
69. **Les Vagues Utéro-Ovariennes**, par H. Stapfer.
70. **Le rôle de l'urée en pathologie**, par Ch. Achard.
71. **La syphilis expérimentale** dans ses rapports avec la clinique,
    par H. Gougerot.

MASSON ET Cⁱᵉ, ÉDITEURS

Tableau
des Publications Périodiques

		Paris	France et Colonies	Union postale
		fr.	fr.	fr.
Annales de Chimie et de Physique.	Mensuel.	30 »	34 »	36 »
— de Dermatologie et de Syphiligraphie	Mensuel.	30 »	32 »	32 »
— de l'Institut Océanographique . .	Plusieurs fasc.	50 »	50 »	50 »
— de l'Institut Pasteur. . .	Mensuel.	18 »	20 »	20 »
— des Maladies de l'Oreille et du Larynx.	Mensuel.	20 »	20 »	25 »
— Médico-Psychologiques .	Mensuel.	25 »	25 »	30 »
— de Paléontologie.	Quatre numéros.	25 »	25 »	30 »
— des Sciences naturelles. Botanique ou Zoologie. Chaque partie	Douze numéros.	30 »	32 - »	32 »
L'Anthropologie.	Tous les deux mois.	25 »	27 »	28 »
Archives d'Anatomie microscopique	4 Fascicules.	50 »	50 »	50 »
— d'Anthropologie criminelle.	Mensuel.	24 »	24 »	27 50
— de Biologie.	4 Fascicules.	50 »	50 »	50 »
de Médecine des Enfants.	Mensuel.	16 »	16 »	18 »
— de Médecine expérimentale et d'Anatomie pathologique.	Tous les deux mois.	30 »	32 »	34 »
Bulletin de l'Académie de Médecine.	Hebdomadaire.	15 »	18 »	20 »
— de la Société chimique de France	Bimensuel.	35 »	37 »	38 »
— et Mémoires de la Société de Chirurgie	Hebdomadaire.	18 »	20 »	22 »
— et Mémoires de la Société médicale des Hôpitaux.	Hebdomadaire.	25 »	26 »	28 »
— de la Société d'Anthropologie de Paris	Tous les deux mois.	12 »	14 »	15 »
— hebdomad. de Statistique municipale.	Hebdomadaire.	6 »	6 »	9 »
— de la Société française de Dermatologie	Dix numéros.	15 »	15 »	17 »
— de l'Institut Pasteur. . .	Bimensuel.	24 »	25 »	26 »
— du Muséum d'Histoire naturelle	Huit numéros.	15 »	15 »	16 »

MASSON ET C⁰, ÉDITEURS

Tableau des Publications Périodiques (Suite).

		Paris	France et Colonies	Union postale
		fr.	fr.	fr.
Bulletin de la Sté d'Etudes scientifiques sur la Tuberculose	9 Fascicules.	8 »	8 »	10 »
— de la Sté de pathologie exotique	10 Fascicules.	14 »	14 »	16 »
— de la Société scientifique d'Hygiène alimentaire et de l'Alimentation rationnelle de l'Homme. . . .	Tous les deux mois.	25 »	27 »	28 »
Comptes rendus hebdomadaires des séances de la Société de Biologie	Hebdomadaire.	25 »	25 »	28 »
La Géographie. Bull. de la Sté de Géographie	Mensuel.	30 »	32 »	34 »
Hygiène scolaire.	Trimestriel.	4 »	4 »	4 »
Journal de Chirurgie.	Mensuel.	40 »	42 »	44 »
— de Physiologie et Pathologie générale.	Tous les deux mois.	35 »	35 »	40 »
— d'Urologie médicale et chirurgicale	Mensuel.	36 »	36 »	40 »
Lyon Chirurgical	Mensuel.	20 »	20 »	25 »
Mémoires de l'Académie de médecine	2 Fascicules.	20 »	20 »	22 »
La Nature, revue des Sciences. .	Hebdomadaire.	20 »	25 »	26 »
Nouvelles Arch. du Muséum d'Hist. naturelle	2 Fascicules.	40 »	40 »	40 »
Nouvelle Iconographie de la Salpêtrière	Tous les deux mois.	30 »	32 »	33 »
Œuvre médico-chirurgical. — Suite de 10 Monographies cliniques.		10 »	10 »	12 »
La Presse médicale.	Bihebdomadaire	10 »	10 »	15 »
Le Radium. La Radioactivité, les Radiations et l'Ionisation. . .	Mensuel.	25 »	28 »	32 »
Revue d'Hygiène et de Police sanitaire	Mensuel.	25 »	27 »	28 »
— d'Histologie.	Plusieurs fascicules	35 »	35 »	37 50
— de Gynécologie et de Chirurgie abdominale. . . .	Tous les mois	28 »	28 »	30 »
— Neurologique.	Bimensuel.	35 »	35 »	38 »
— Générale d'Ophtalmologie.	Mensuel.	20 »	22 »	22 50
— d'Orthopédie.	Tous les deux mois.	15 »	17 »	18 »
— philanthropique.	Mensuel.	20 »	20 »	22 »
— de la Tuberculose	Tous les deux mois.	12 »	14 »	15 »

72366. — Imprimerie LAHURE, 9, rue de Fleurus, à Paris.

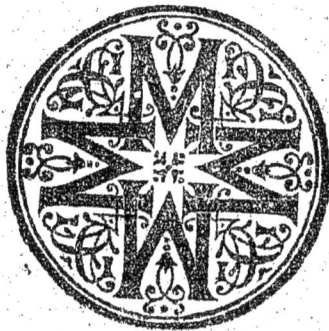